Wilhelm Smellie

Anatomische Tafeln

nebst einer Erklärung derselben
und einem kurzen Begriff der

Hebammenkunst

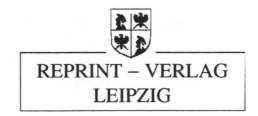

REPRINT – VERLAG
LEIPZIG

Der Originalausgabe folgend sind die Tafelrückseiten unbedruckt.

Die zum Teil geminderte Druckqualität ist auf den
Erhaltungszustand der Originalvorlage zurückzuführen.

Bibliografische Information Der Deutschen Bibliothek
Die Deutsche Bibliothek verzeichnet diese Publikation in der
Deutschen Nationalbibliografie; detaillierte bibliografische
Daten sind im Internet über http://dnb.ddb.de abrufbar.

© REPRINT-VERLAG-LEIPZIG
Volker Hennig, Goseberg 22-24, 37603 Holzminden
www.reprint-verlag-leipzig.de
ISBN 3-8262-1930-9

Reprintauflage der Originalausgabe von 1758
nach dem Exemplar des Verlagsarchives

Lektorat: Andreas Bäslack, Leipzig
Druck: Westermann Druck Zwickau GmbH
Bindung: Kunst- und Verlagsbuchbinderei GmbH, Leipzig

GVILIELMI SMELLIE, M. D.
TABVLÆ ANATOMICÆ.

ACCEDIT

EARVNDEM EXPLICATIO

CVM BREVI,

DE ARTE OBSTETRICIA, INSTITVTIONE,

AD ILLVSTRANDVM

QVEM

DE EADEM ILLA IN PVBLICVM AVCTOR EDIDIT

TRACTATVM,

VARIARVMQVE OBSERVATIONVM COLLECTIONEM.

EX

ANGLICO TRANSTVLIT

GEORGIVS LEONHARTVS HVTH, M. D.

IN ÆS INCIDIT ET EXCVDIT

IOHANNES MICHAEL SEELIGMANN.

Wilhelm Smellie
Doctors der Arzeneygelahrheit

Sammlung
Anatomischer Tafeln

nebst einer Erklärung derselben

und einem kurzen Begriff

der Hebammenkunst

wodurch

die von ihm herausgegebene Abhandlung der Hebammenkunst

und

seine Sammlungen verschiedener Wahrnehmungen erläutert werden.

Aus dem Englischen übersetzt

von

D. Georg Leonhart Huth.

Und in Kupfer gestochen und verlegt

von

Johann Michael Seeligmann.

Nürnberg, gedruckt bey Joh. Joseph Fleischmann. 1758.

PRÆFATIO.

Quum artem obstetriciam aliquamdiu et docuerim et exercuerim, spero, me in jactantiae notam minus incursurum, si dixero, qualemcunque operam meam nonnihil attulisse, vt ars haec in magis planam magisque mechanicam, quam hactenus quidem factum fuit, redacta sit methodum. Hinc etiam eandem Tractatu meo, *de Artis obstetriciae Theoria atque Praxi* nec non *Collectione variarum Obseruationum* illustrare tentaui. Postea vero quam animaduerti, plurimas illas partium ad *grauiditatem partumque* facientium icones, hucusque publicatas, varias ob caussas valde esse mancas imperfectasque: id ipsum ad euulgandas Tabulas hasce me impulit, quibus aliorum non tantum errores sum correcturus, sed mea etiam, hisce de rebus, cogitata atque scripta explanaturus. Vtrum praestanda praestiterim aliis dijudicandum relinquo, hoc tantum praemissurus, factas esse maximam partem icones hasce ad Prototypa corporum seorsum eum in finem praeparatorum, vt singula ad pleniorem, Artem exerciturorum, institutionem facientia, minutiis rebusque minus huc spectantibus omissis, plane perspicueque demonstrari queant, atque hinc in indicando situ partium earundemque dimensione majorem, quam in examinanda dissectionis ope ipsarum structura, adhibuimus curam.

Quum veri simile sit, peruenturas esse Tabulas hasce in eorum etiam manus, qui librum jam antea a me editum minus videre: breuem artis additi explicationem; quae licet minus sit absoluta, ad meliorem tamen, multarum rerum, nuda repraesentatione vix acquirendam, factura est intelligentiam. De

Vorbericht.

Da die Hebammenkunst so lange von mir gelehret und getrieben worden, und ich hoffentlich, ohne eiteln Ruhm, sagen darf, ich hätte etwas dazu beygetragen, daß diese Kunst in eine leichtere und mehr mechanische Methode als bisher, eingekleidet worden: so habe ich es auch gewaget, dieselbe durch meine theoretische und practische Abhandlung von der Hebammenkunst und durch meine Sammlung verschiedener Vorfälle und Wahrnehmungen zu erläutern. Nachdem ich aber gefunden, daß die meisten Vorstellungen der zu der Schwangerschaft und Geburt dienenden Theile, welche wir bisher erhalten haben, um verschiedener Ursachen willen, fehlerhaft seyen: als bin ich folgende Tafeln heraus zu geben bewogen worden, in der Absicht, so wohl anderer Fehler dadurch zu verbessern, als auch meine diese Sache betreffende Gedanken und Schrifften zu erläutern. Wie ferne ich meinen Entzweck erreichet habe, mögen andere beurtheilen, doch will ich hier nur zum Voraus melden, daß der gröste Theil der Abbildungen nach solchen Körpern gemachet worden, die man besonders hiezu zubereitet hat, um alles, was zu besserem Unterricht angehender Practicorum dienlich seyn mögte, mit Vermeidung der überflüssigen Kleinigkeiten, und solcher Dinge so zu gegenwärtigem Vorhaben nicht gehören, zeigen zu können; daher denn auch die Lage der Theile und das eigentliche Maas eines jeden mehr, als die genaue anatomische Untersuchung ihres Baues, in Betrachtung gezogen worden.

Da diese Tafeln wahrscheinlicher Weise, auch solchen Leuten in die Hände kommen werden, die mein bereits herausgegebenes Werk nicht gesehen haben: so habe ich denselben eine kurze practische Abhandlung beygefüget, welche, ob sie gleich gar nicht vollständig genug ist, doch zur Erleuterung vieler

De citatione Vol. I, II, III, haec habeto. Vol. I. liber ille est, quem anno 1752 prima vice edidi, quo Theoriam atque Praxin artis obstetriciae tradidi. (*) Vol. II. supra memorata indicatur variarum obseruationum Collectio (**), quae nuper modo in lucem prodiit; III, vero Vol. Continuatio earundem est, maximam jam partem absoluta. Initio quidem duas et viginti editurus tantum eram Tabulas, ante binos jam annos a D. RYMSDYKE delineatas; sed facile videbam, vberiorem illustrationem, atque adeo plures etiam requiri Tabulas. Sunt inter eas vndecim numero, in quibus conficiendis multum me juuit opera D. D. CAMPER *Franequerae* in *Frisia* medicinae Professor, huc vero pertinent XII. XVI. XVII. XVIII. XIX. XXIV. XXVI. XXVII. XXVIII. XXXIV. et XXXVI. Reliquas delineauit D. RYMSDYKE, si excipias trigesimam septimam nonamque, alius manu pictas. Omnes, quod reliquum est delineationes, summa cura in aes incidit D. GRIGNION; quo tamen ipsae Tabulae minoris venirent plurimorumque vsui accomodatiores essent, curaui vt artifex in illis excudendis plus perspicuitati quam elegantiae studuerit.

Wenn ich den I, II und III Theil anführe: so verstehe ich durch den I Theil mein Buch so ich im Jahr 1752 das erstemal herausgegeben, worinnen die theoretische und practische Abhandlung von der Hebammenkunst enthalten ist (*); der II Theil ist die oben angeführte Sammlung verschiedener Vorfälle und Wahrnehmungen (**) so eben erst heraus gekommen; und der III Theil ist eine Fortsetzung derselben, womit ich es bereits weit gebracht habe. Anfangs war ich willens nur 22. dieser Tafeln heraus zu geben, welche Herr Rymsdyke bereits vor zweyen Jahren ausgefertiget hatte; allein ich wurde bald innen, daß eine mehrere Erläuterung und also auch mehrere Tafeln nöthig wären. Bey eilf dieser Tafeln hat mir Herr Doctor Camper Professor der Arzeneykunst zu Franecker in Friesland viel geholfen, und diese sind die XII. XVI. XVII. XVIII. XIX. XXIV. XXVI. XXVII. XXVIII. XXXIV und XXXVI. Die übrigen hat Herr Rymsdyke gezeichnet, die sieben und dreysigste und neun und dreysigste ausgenommen, welche von anderer Hand sind. Alle Zeichnungen sind von Herrn Grignion auf das genaueste in Kupfer gestochen worden; doch hat man dabey nicht so wohl auf einen zarten und zierlichen, als auf einen starken und deutlichen Stich gesehen, wobey die Hauptabsicht dahin gieng, das Werk wohlfeil und also gemeinnütziger zu machen.

(*) Liber hic tertia jam vice anglice prodiit, en titulum: *A Treatise on the Theory and Practice of Midwifery.* By W. SMELLIE M. D. Vol. I. *The third Edition, corrected.* London. Prindet for *D. Wilson*, and *T. Durham* at Plato's Head, in the Strand. MDCCLVI. 8vo. Prostat etiam bona, hujus libri, in germanicam linguam translatio: *Herrn* W. SMELLIE, *der Arzeneykunst D.* theoretische und practische Abhandlung von der Hebammenkunst. *Aus dem Englischen übersezet, von* JOHANN ERNST ZEIHER *der Arzeneykunst D.* Altenburg, bey Paul Emanuel Richter 1755. 8vo.

(**) *A Collection of Cases and Observations in Midwifery.* By WILLIAM SMELLIE M. D. To illustrate his former *Treatise*, or *First Volume*, on that *Subject*. Vol. II. London, printed for *D. Wilson* and *T. Durham*, at Plato's Head, in the Strand. MDCCLIV. In *vniversali illo Lipsiensi Catalogo*, quo libri recensentur qui nundinis autumnalibus 1757 prodiere, hujus quoque libri promittitur *germanica translatio*, sumptibus Richterianis, *Altenburgi* prodiitura.

(*) Von diesem Buch ist bereits die dritte Ausgabe in englischer Sprache heraus, welche folgenden Titel führet: A Treatise on the Theory and Practice of Midvvifery. By W. SMELLIE M. D. Vol. I. *The third Edition, corrected.* London. Prindet for *D. Wilson* and *T. Durham* at Plato's Head in the Strand. MDCCLVI. 8vo. Auch haben wir hievon eine gute deutsche Übersetzung: Herrn W. Smellie, der Arzeneykunst D. theoretische und practische Abhandlung von der Hebammenkunst. Aus dem Englischen übersezt, von Joh. Ernst Zeiher der Arzeneykunst D. Altenburg, bey Paul Emanuel Richter 1755. 8vo.

(**) Der Titel heist im Englischen: A Collection of Cases and Observations in Midvvifery By WILLIAM SMELLIE, M.D. To illustrate his former *Treatise*, or *First Volume*, on that *Subject*. Vol. II. London, printed for *D. Wilson* and *F. Durham*, at Plato's Head, in the Strand. MDCCLIV. In dem Leipziger Catalogo vniversali von der Michael-Messe 1757. wird auch von diesem Buch eine Übersetzung, aus der Richterischen Buchhandlung zu Altenburg versprochen.

TAB. I.

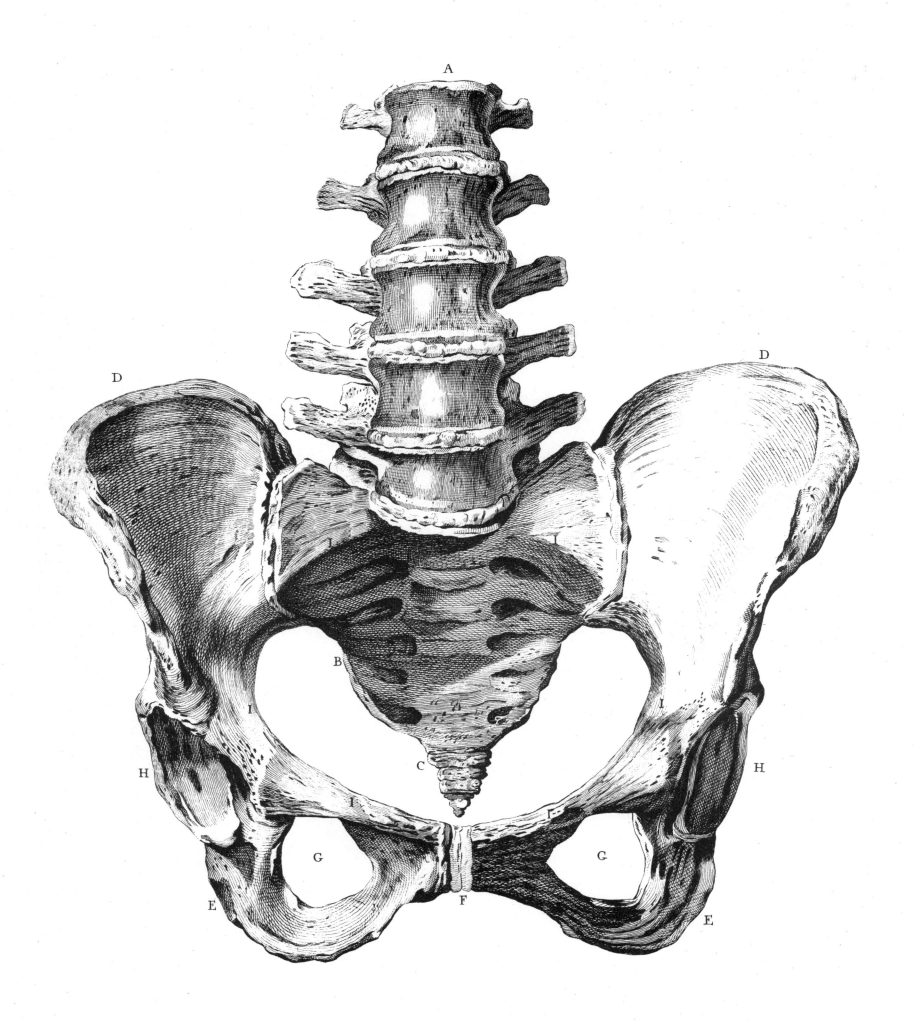

I. Seligmann sculps. et excud. Norimberg.e.

TABULA PRIMA

sistitur bene conformata *Peluis* ab anteriore parte.

- A Quinque *Vertebræ* lumborum.
- B Os *sacrum*.
- C Os *Coccygis*.
- DD Ossa *Ilium*.
- EE Ossa *Ischia*.
- F Ossa *Pubis*.
- G Foramina *magna*.
- HH Bina *Acetabula*.
- IIIIII Margo *Peluis*, vel ea cauitatis ipsius circumferentia, quam ad latera inferior *Ossium Ilium* pars, in postica anticaque parte superiores *Ossium Pubis Ossisque sacri* describunt partes.

Notari in hac tabula, præter propriam diuersorum ossium structuram atque formam, præ ceteris meretur, ipsius circumferentiæ *Peluis* mensura, nec non binarum inferiorum partium *Ossium Ischiorum* distantia. Apparet hic etiam majorem esse ad circumferentiam, ab vno latere ad alterum, peluis cauitatem, quam a parte postica ad anticam; inferius vero, ratione laterum, inuerso rem se habere modo. Minime tamen hinc concludendum est, quamlibet *Peluim* eandem habere formam ejusdemque esse mensuræ, quum & optimæ formæ *Pelues* differant. Vtplurimum æquat amplitudo quam *Peluis* ad marginem habet, ab vno alterum latus versus, quinque pollices, quartamque pollicis partem; a parte vero postica anteriorem versus pollices quatuor, quartamque pollicis partem, eadem etiam est amplitudo inter binas inferiores *Ossium Ischiorum* partes. Quæ vero hic de mensura dicuntur, de sceleti ossibus intelligenda sunt: ipso enim in copore, ob tegumenta partesque in *Pelui* contentas, minor illius est cauitas. Congruit cum ipsa minori hac cauitate, capitis *perfecti Fœtus* amplitudo: distat enim altera auris ab altera tres cum dimidio, sinciput vero ab occipite, quatuor pollices, quartamque pollicis partem.

Vid. Tab. XVI. XVII. & XVIII. vt & Part. I. Cap. I. Sect. 1. 2. 3. vbi de conformatione & dimensione *Peluis*, æque ac de capite fœtus, nec non de ratione qua ipso in partu per peluim protruditur, fusius traditum fuit. Confer. quoque Part. II. Collect. I. No. 1. 2. vbi exempla docent conquestum fuisse de *Pelui*, quum atrociores partus dolores accusari debuerint.

Die Erste Tafel

stellet die Knochen eines wohlgestalten Beckens von vornen vor.

- A Die fünf Wirbelbeiner der Lenden.
- B Das heilige Bein.
- C Das Schwanzbein.
- DD Die Darmbeine.
- EE Die Hüftbeine.
- F Die Schambeine.
- G Die grossen Hüftbeinlöcher.
- HH Die beeden Pfannen.
- IIIIII Der Rand des Beckens, oder derjenige Umkreis seiner Höle, welchen an den Seiten der untere Theil der Darmbeine, hinten und vornen aber die obern Theile der Schambeine und des heiligen Beines beschreiben.

In dieser Tafel ist, ausser dem besondern Bau und der Gestalt der verschiedenen Knochen, das Maas des Umkreises des Beckens und der Abstand der beeden untern Theile der Hüftknochen vornämlich zu bemerken, da denn erhellet daß die Höle am Umkreis von einer Seite zur andern weiter, als von hinten nach vornen seye; daß es sich aber untenher, mit den Seiten, gerad umgewandt verhalte. Doch darf der Leser hieraus nicht schliessen, daß alle Becken an Gestalt und Maas mit einander überein kommen, indem auch die wohlgestaltesten in etwas von einander unterschieden sind. Ueberhaupt beträgt das Maas des Beckens an seinem Rand, von einer Seite zur andern, fünf und einen Viertelszoll; von hinten nach vornen aber vier und einen Viertels Zoll, und zwischen den untern Theilen der Hüftbeine befindet sich gleiche Weite. Doch ist alles das, was hier vom Maas gemeldet wird, von einem Scelet zu verstehen: denn im Körper selbst, wird die Höle des Beckens von den Bedeckungen und den in ihm enthaltenen Theilen um vieles vermindert. Mit dieser verminderten Weite der Höle stimmet nun das Maas des Kopfes einer ausgewachsenen Frucht überein, als welches sich von einem Ohr zum andern auf vierthalb Zoll, und auf vier und einen Viertelszoll vom Vorderhaupt bis zum Hinterhaupt erstrecket.

S. die XVI. XVII. und XVIII. Tafel, wie auch den I. Theil im ersten Cap. im 1. 2. 3. Abschnitt, woselbst von der Gestalt und dem Maas des Beckens so wohl, als von dem Kopf der Frucht, und von der Art wie solcher in der Geburt durch das Becken getrieben wird, umständlich gehandelt worden. Auch kan im II. Theil die I. Sammlung No. 1. 2. nachgesehen werden, woselbst solche Fälle angeführet sind, da man über das Becken Klagen geführet, welche doch der schweren Geburtsarbeit zuzuschreiben waren.

TABVLA SECVNDA

Peluim monstrat in longitudinem dissectam, a facie interna.

A Tres inferiores lumborum *vertebrae*.
B *Os Sacrum.*
C *Os Coccygis.*
D *Os Ilium* sinistrum.
E *Os Ischium* sinistrum.
F *Os Pubis* ejusdem lateris.
G Acuta apophysis vel Spina *Ossis Ischii.*
H *Foramen magnum.*
III *Circumferentia Peluis.*

Ostendit Tabula haec distantiam superioris partis *Ossis sacri* ab *Ossibus pubis*, nec non distantiam horum ossium ab *Osse coccygis*, quae vtrimque quatuor fere pollices vnamque quartam pollicis partem aequat. Cernitur hic quoque altitudo partis posterioris, anterioris lateralisque *Peluis*, non ad ipsius corporis lineam directionis, sed ad axim *Peluis*, a circumferentia ipsius inferiora versus, quae altitudo posterius vt plurimum ter superat altitudinem partis anterioris; lateralis vero altitudo duplo major est anteriore.

Repraesentat porro haec dissectae *Peluis* icon angulum, quem vltima Lumborum *Vertebra* superiorque *Ossis sacri* pars formant, nec non cauitatem *Peluis* posterius interiusque ex eiusdem ossis, *Ossisque Coccygis* curuatura oriundam, vt & distantiam vltimi hujus ossis a posteriore parte *Ossium Ischiorum.*

Vid. Tabb. XVI. XVII. XVIII. XIX. & loca Part. I. atque II. in explicatione primae Tabulae jam citata.

Die Zweyte Tafel

zeiget ein nach der Länge entzweygeschnittenes Becken von der innern Seite.

A Die drey untern Wirbelbeiner der Lenden.
B Das heilige Bein.
C Das Schwanzbein.
D Das linke Darmbein.
E Das linke Hüfftbein.
F Das Schambein der nämlichen Seite.
G Der spitzige Fortsatz des Hüfftbeines.
H Das grosse Loch.
III Der Umkreis des Beckens.

Diese Platte zeiget den Abstand des obern Theiles des heiligen Beines von den Schambeinen, wie auch den Abstand dieser letzern Beine von dem Schwanzbein, welcher in beeden Fällen ungefähr vier und einen Viertelszoll beträget. Auch zeiget sich hier die Tiefe des hintern, vördern und Seitentheiles des Becken, nicht nach der Linie des Körpers, sondern nach der Achs des Beckens von seinem Umkreiß nach unten, welche insgemein hinten dreymal, an den Seiten aber zweymal tiefer, als vornen ist.

In dieser Ansicht zeiget sich auch der Winkel den das lezte Wirbelbein der Lenden mit dem obern Theil des heiligen Beines machet, wie auch der hohle Raum, der hinten und innenher im Becken, von der Krümme dieses Beines und des Schwanzbeines entstehet, und endlich siehet man auch hier wie weit von diesem der hintere Theil der Züfftbeine abstehe.

S. die XVI. XVII. XVIII. XIX. Tafel, wie auch den I. und II. Theil wie sie bereits bey der vorigen Tafel angeführet worden.

TAB. II.

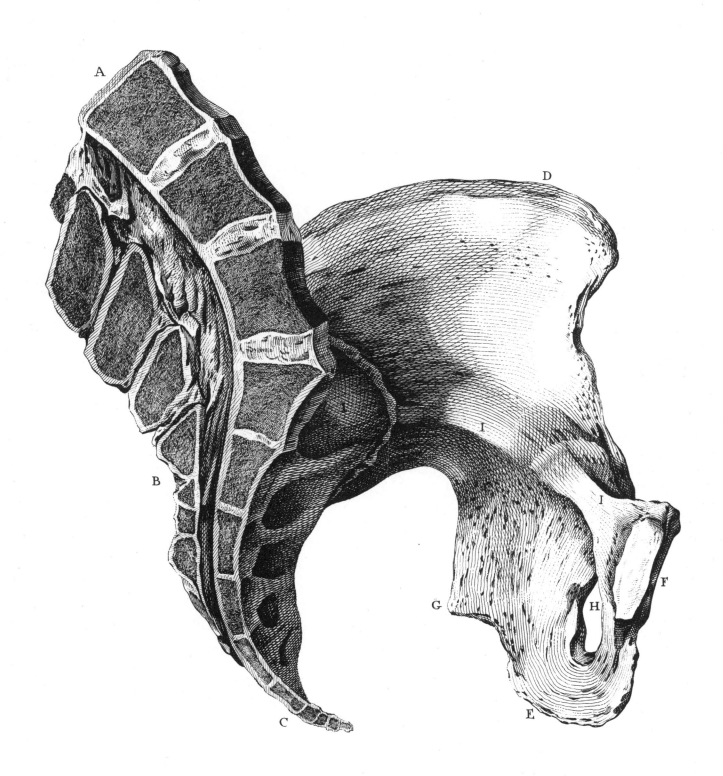

I. M. Seligmann sculp. et excud. Norimbergæ

TAB. III.

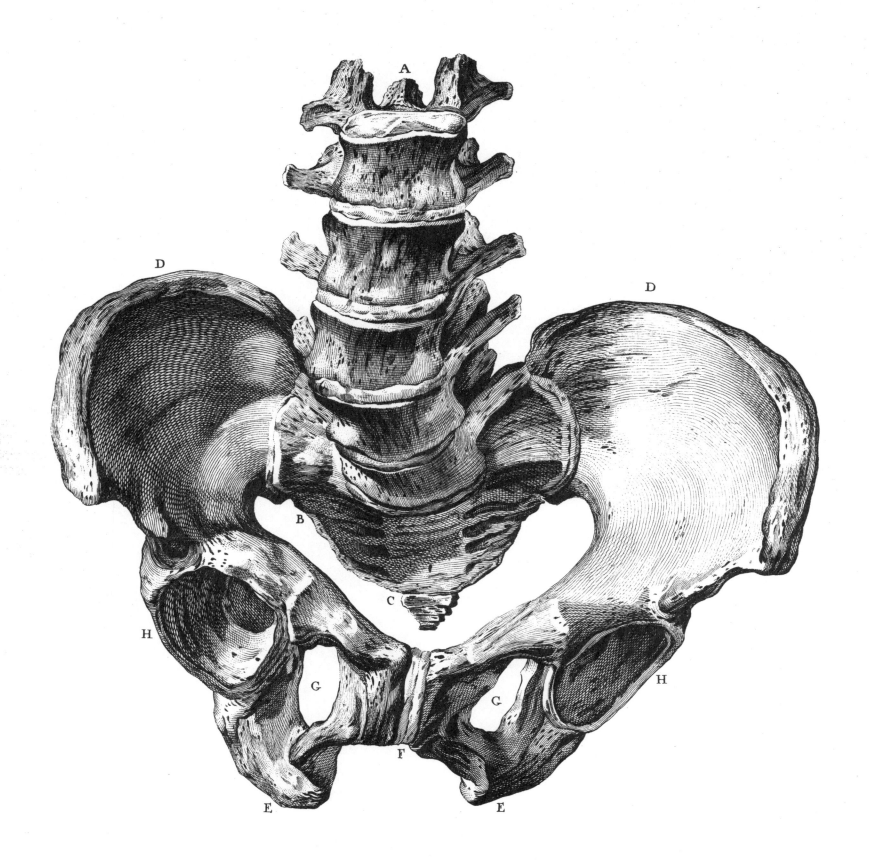

I. M. Seligmann sculps. et excud. Norimb.

TABVLA TERTIA

Peluim exhibet male conformatam, ab anteriore parte.

A Quinque *Vertebræ* lumborum.
B Os *sacrum*.
C Os *Coccygis*.
DD Ossa *Ilium*.
EE Ossa *Ischia*.
F Ossa *Pubis*.
G Foramina *magna*.
HH Bina *Acetabula*.

Disci potest hac ex icone quantum sit periculum, in quo mater æque ac infans versatur, si *Peluis* tam male sit conformata; quum superioris circumferentiæ pars posterior, ab anteriore, binos tantum cum dimidio distet pollices, eademque inter bina *Ossa Ischia* sit distantia. *Vide* Taab. XXVII. vbi *Peluis* sistitur quarta pollicis parte in circumferentia angustior, quam hæc est, quæ vero inferius sat habet amplitudinis. Variant distortarum *Peluium* formæ, sed modo indicata præ reliquis maxime est communis. Quæ tamen practicorum est felicitas, rarius occurrunt *Pelues* adeo angustæ, licet & angustiores dentur. In omnibus vero casibus hisce majus minusue est periculum, prout *Peluis* magis minusue distorta, ipsiusque fœtus caput, quod ad magnitudinem attinet, fuerit comparatum.

Vide Vol. I. Lib. I. Cap. I. Sect. 4, 5. & Vol. II. Coll. I. No. 3, 4, 5. Coll. porro 21, 27 & 29.

Die Dritte Tafel

stellet ein unförmliches Becken von vornen vor.

A Die fünf Wirbelbeiner der Lenden.
B Das heilige Bein.
C Das Schwanzbein.
DD Die Darmbeine.
EE Die Hüftbeine.
F Die Schambeine.
G Die grossen Hüftbeinlöcher.
HH Die beeden Pfannen.

Aus dieser Platte ist zu ersehen, was für grosse Gefahr, so wohl der Mutter, als dem Kind bevorstehe, wenn das Becken eine so unförmliche Gestalt hat; indem es in seinem Umkreis, von hinten nach vornen zu, nur dritthalb Zoll weit ist, und die untern Theile der Hüftbeine eben auch nicht weiter von einander abstehen. S. die XXVII. Tafel, wo ein Becken, um einen Viertelszoll enger an seinem Umkreis als dieses, unten aber weit genug ist. Die Form der ungestalten Becken ist gar verschieden; doch ist die erst angeführte die gemeinste; unterdessen ist es in der Practic ein grosses Glück, daß sie selten so enge sind, ob es gleich auch Exempel von noch engern giebt. In allen diesen Fällen muß die Gefahr grösser oder geringer seyn, nachdem das Becken mehr oder weniger ungestalt, und die Grösse des Kopfes vom Kind beschaffen ist.

S. den I. Theil und des I. Buches I. Capitel im 4. und 5. Abschnitt. Wie auch des II. Theils I. Sammlung No. 3, 4, 5. Ferner die 21, 27 und 29 Sammlung.

TABVLA QVARTA

externas Foeminae ad generationem facientes monstrat partes.

A Inferior *Abdominis* pars.
BB *Labia pudendi* distracta.
C *Clitoris* ejusque *Praeputium*.
DD *Nymphae*.
E *Fossa magna* vel *Os externum*.
F *Meatus vrinarius*.
G *Froenum labiorum*.
H *Perinaeum*.

I *Anus*.
K Pars extremum *Coccygis* tegens.

LL Partes tubera *Ossium Ischiorum* tegentes.

Quum summi res sit momenti vt omnes, qui artem obstetriciam exercent, situm partium, ad partus negotium spectantium, probe noscant, quas ipsas anteriores anatomici, hoc certe consilio minus, atque adeo parum accurate, descripserunt: hanc iconem exhibere volui, imaginem sistens harum partium, quas eum in finem seruo, vt illas in lectionibus meis monstrare queam. Apparet vero ex consideratione situs partium, non situm esse *Os externum* in medio inferioris partis *Peluis*, sed in parte anteriore inferioreque ipsius *Pubis*, *Labiaque* similiter anteriorem partem *Ossium Pubis* tegere.

Obseruandum *secundo* est, distare *Fraenum Labiorum*, quod inferiori parti *Ossium Pubis* jungitur, vnum fere tantum pollicem ab *Ano*, hunc vero ab *Osse Coccygis* tres propemodum remotum esse pollices, atque adeo, *Anum* propius abesse ab *Ossibus Pubis* quam a *Coccyge*.

Docet *tertio* hujus sequentisque Tabulae consideratio, quae in tangendo, examinandoque *Orificio Vteri* adhibenda sit cautio, ne partes laedantur vel inflammatione afficiantur, quum appareat *Os Externum* anteriora *Pubemque* versus, *Os* vero *Vteri* posteriora versus prope *Intestinum rectum*, *Coccygisque Os* suam habere sedem. Sapienti hac Naturae dispositione, multa saepe praecauentur incommoda, certo certius oritura, si hae partes sibi essent oppositae sedemque suam in media atque inferiore *Peluis* haberent parte; sic praesertim, in non grauidis, vel & in primis quatuor grauiditatis mensibus facile fieri posset *Vaginae* atque *Vteri Prolapsus*, vltimis vero mensibus, praematurus partus.

Apparet *quarto* ex consideratione situs partium, protrudi, in ipsis partus laboribus, vbi *Os Vteri* sufficienter pro transitu capitis *Foetus* est apertum, illud ipsum *Os* inferiora *Vaginae* versus, valdeque hinc externas tumere partes, vt in XV. Tabula.

Notari *tandem* debet, quod, vbi *Os Externum* necessario sit dilatandum, vis maxima inferiora *Rectumque* versus sit dirigenda, ne *Vrethra* vesicaeque ceruix laedatur vel inflammationem contrahat.

Vide Vol. I. Lib. I. Cap. 2. Sect. I. Voll. II. Coll. 2.

Die Vierte Tafel

zeiget die äusserlichen zur Fortpflanzung des Geschlechtes gehörigen Theile einer Frauen.

A Der untere Theil des Bauches.
BB Die von einander gesonderte Schamlippen.
C Die weibliche Ruthe mit ihrer Vorhaut.
DD Die Nymphen.
E Die grosse Höle oder die äussere Mündung.
F Der Harngang.
G Das Band der Lippen.
H Der Raum zwischen der Scham und dem After.
I Der After.
K Der Theil so das Ende des Schwanzbeines bedecket.
LL Die Theile so die Erhöhungen der Hüftbeine bedecken.

Da es für einem jeden der die Hebammenkunst treibet etwas höchst wichtiges ist, daß er die Lage der Geburtstheile, welche in dieser Absicht von den vorigen Anatomisten nicht recht beschrieben worden, auf das genaueste kenne: so habe ich diese Abbildung derselben mittheilen wollen, welche nach denjenigen Theilen gemachet worden, die ich zu dem Ende aufbehalte, damit ich sie in meinen Vorlesungen zeigen könne. Betrachtet man nun die Lage der Theile, so wird man finden, daß die äussere Mündung nicht in der Mitte des untern Theiles vom Becken befindlich seye, sondern am vördern und untern Theil der Scham, und daß die Lippen ebenfals den untern Theil dieser Beine bedecken.

Zweytens ist zu betrachten, daß weil das Band der Lippen, welches nahe am untern Theil der Schambeine ist, nur bey einem Zoll weit vom After abstehet, welcher vom Schwanzbein fast drey Zoll entfernet ist; es folge, daß der After näher bey den Schambeinen als beym Schwanzbein seye.

Drittens erhellet aus der Betrachtung dieser und der folgenden Tafel, wie man in Ansehung der Befühlung und Untersuchung des Muttermundes zu verfahren habe, ohne daß die Theile beschädiget und entzündet werden, indem man siehet, daß die äussere Mündung vorwärts nach der Scham zu, und der Muttermund ruckwarts nach dem Mastdarm und dem Schwanzbein gerichtet seye. Durch diese weisse Einrichtung der Natur wird öffters vielen schlimmen Zufällen vorgebauet, welche entstehen müsten, wenn diese Theile gegen einander überstünden, und in der Mitte des untern Theiles des Beckens ihre Lage hätten. Sonderlich wird dadurch ein Vorfall der Scheide oder der Mutter verhütet, welcher entweder bey einer nicht schwangern Person, oder auch bey einer schwangern in den vier ersten Monaten entstehen könnte; wie auch eine frühzeitige Geburt in den letzten Monaten.

Viertens zeiget die Betrachtung der Lage der Theile, daß, während der Geburt, der Muttermund, wenn er, um des Kindes Kopf durchzulassen, genug eröffnet ist, nach den untern Theil der Scheide getrieben werde, wovon denn die äusseren Theile gleich einer Geschwulst hervortretten, wie in der XV. Tafel.

Endlich ist zu beobachten, daß wenn es nöthig ist die äussere Mündung zu erweitern, man sonderlich nach unten zu und gegen den Mastdarm Gewalt brauchen könne, damit die Harnröhre und der Blasenhals keinen Schaden leiden, oder sich nicht entzünden.

S. im I. Theil das I. Buch, Cap. 2. Abschnitt I. II. Theil 2. Sammlung.

TAB. IV.

TAB. V.

Fig. I.

Fig. II.

Fig. III.

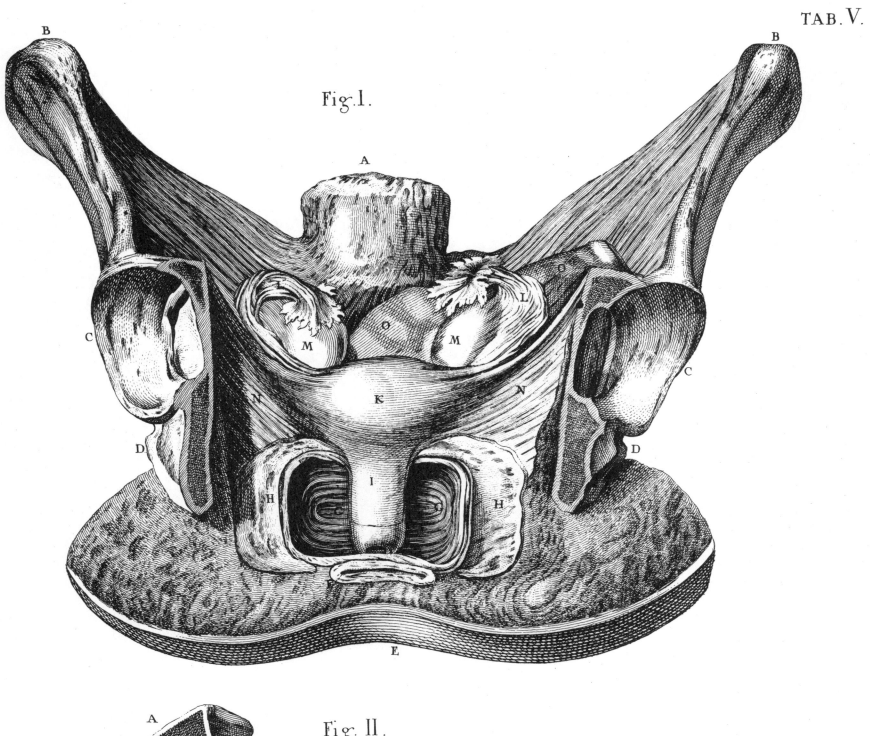
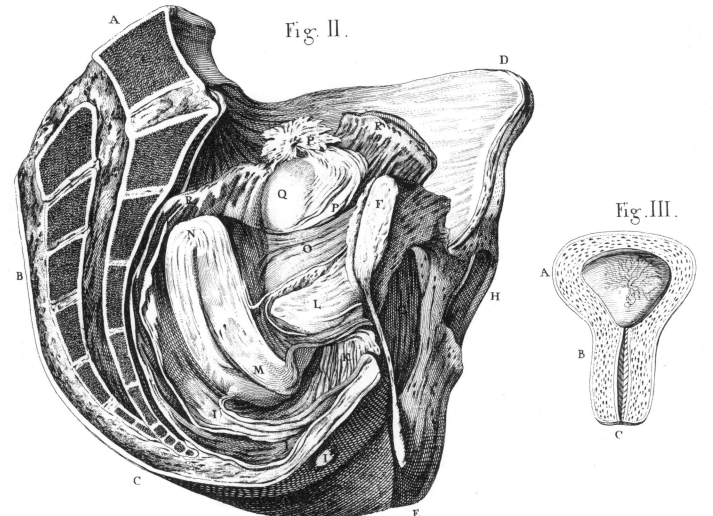

TABVLA QVINTA.

Icon I. Vterum monstrat in situ, in vagina suspensum, ab anteriore parte. Vt vero interiores partes conspiciantur, ablata sunt, pars anterior ossium ischiorum cum ossibus pubis, pubes, perinaeum atque anus.

A Extrema *Lumborum Vertebra*.
BB *Ossa Ilium*.
CC *Acetabula*.
DD Inferior posteriorque *Ossium Ischiorum* pars.
  Vid. Tab. XXIX. in qua *Ossa Pubis* nec non anteriores *Ossium Ischiorum* partes, punctis indicantur.
E Pars extremum *Os Coccygis* tegens.
F Inferior *Intestini Recti* pars.
GG *Vagina* in longitudinem dissecta atque ad latera *Colli Vteri* retracta, vt monstretur, qua ratione *Vterus* in ipsa sit suspensus.
HH *Vesicae* pars ad latera Vaginae inferiorisque partis *Fundi Vteri* retracta.

I *Collum Vteri*.
K *Fundus Vteri*.
LL *Tubae Fallopianae* earundemque *Fimbriae*.
MM *Ouaria*.
NN *Ligamenta lata et rotunda*.
OO Superior pars *Intestini recti*.

II. Icon internas exhibet partes, quales sese in Pelui in longitudinem dissecta sistunt, ii a dextra contemplentur.

A Infima *Lumborum Vertebra*.
BC *Os sacrum* cum *Osse Coccygis*.
D *Os Ilium* sinistrum.
E Pars inferior *Ossis Ischii* sinistri.
F *Os Pubis* ejusdem lateris.
G *Foramen Magnum*.
H *Acetabulum*.
III Inferior pars *Intestini Recti* cum *Ano*.
K *Os externum* nec non *Vagina* cum *Orificio Vteri*.

L *Vesica*.
MN *Collum* atque *Fundus Vteri* cum vtriusque cauitate. Cernitur heic quoque qua ratione *Vagina* cum exterioribus marginibus labiorum oris vterini sit concreta, qualisque *Vteri* sit situs, ab *Intestinis* et *Vesica* in cavam inferioremque *Ossis Sacri* partem, inferiora versus retrorsumque, pressi.

O *Ligamentum latum* atque *rotundum* sinistri lateris.
PP *Tuba Fallopiana* cum *Fimbria*, nec non
Q *Ouarium* ejusdem lateris.
RR Superior *Recti* et inferior *Coli* pars.

III. Icon monstrat Vterum ab anteriore parte, qualem se initio primi grauiditatis mensis conspiciendum praebet. Ablata est pars anterior, vt per *Amnion*, a quo *Chorion* est detractum, *Embryo* conspiciatur.

A *Fundus Vteri*.
B *Collum Vteri* cum canale rugoso in cauitatem *Fundi Vteri* ducente.
C *Os Vteri*.
  Vide Vol. I. Lib. I. C. 2. Sect. 2, 3. Vol. II. Coll. 3.

Die Fünfte Tafel.

Die I. Figur, zeiget die Gebährmutter in ihrer Lage wie sie in der Scheide hanget, von vornen; da denn, damit die inneren Theile gesehen werden, der vordere Theil der Hüftbeine nebst den Schambeinen, die Scham, die Naht zwischen dieser und dem After, und der After selbst hinweggenommen worden.

A Das letzte Wirbelbein der Lenden.
BB Die Darmbeine.
CC Die Pfannen.
DD Der untere und hintere Theil der Hüftbeine.
  S. die XXIX. Tafel, wo die Schambeine und die vordern Theile der Hüftbeine mit punctirten Linien angezeiget sind.
E Der Theil, so das Ende des Schwanzbeines bedecket.
F Der untere Theil des Mastdarms.
GG Die Scheide, so nach der Länge geöffnet und an den Seiten des Mutterhalses zuruckgezogen worden, um zu zeigen wie die Mutter in selbiger hange.
HH Ein Theil der Harnblase, so an den Seiten der Scheide und des untern Theiles vom Grund der Mutter zuruck gezogen worden.

I Der Hals der Mutter.
K Der Grundtheil der Mutter.
LL Die Muttertrompeten des Fallopii mit ihren Franzen.
MM Die Eyerstöcke.
NN Die breiten und runden Bänder.
OO Der obere Theil des Mastdarms.

Die II. Figur zeiget die innern Theile so, wie sie von der rechten Seite her, in dem nach der Länge getheilten Becken, anzusehen sind.

A Das unterste Wirbelbein der Lenden.
BC Das heilige Bein und Schwanzbein.
D Das linke Darmbein.
E Der untere Theil des linken Hüftbeines.
F Das Schambein der nämlichen Seite.
G Das grosse Loch.
H Die Pfanne.
III Der untere Theil des Mastdarms, und der After.
K Die äussere Mündung und die Scheide, nebst dem in dieser frey liegenden Muttermund.

L Die Harnblase.
MN Der Hals und Grund der Mutter nebst der Höle von beeden. Auch zeiget sich hier, wie die Scheide an den äussern Seiten der Lippen des Muttermundes angewachsen seye, und die Lage der Mutter, wenn sie von den Gedärmen und der Harnblase, in den holen und untern Theil des heiligen Beines, unter sich und ruckwarts gedruckt wird.

O Das breite und runde Band der linken Seite.
PP Die Trompete des Fallopii mit ihren Franzen, und
Q Der Eyerstock der nämlichen Seite.
RR Der obere Theil des Mastdarms, und der untere des Grimmdarms.

Die III. Figur, zeiget wie die Mutter im Anfang des ersten Monats der Schwängerung aussiehet, von vornen. Der vordere Theil ist hinweg genommen, damit man durch das innere Häutlein (Amnios) von welchem das äussere (Chorion) abgezogen worden, den Embryon, oder die Frucht sehen könne.

A Der Grund der Mutter.
B Der Hals der Mutter, nebst dem gefalteten Canal, der zur Höle des Grundes leitet.
C Der Muttermund.
  S. den I. Theil im 1. B. C. 2. Absch. 2. 3. Theil II. Samml. 3.

TABVLA SEXTA.

Icon I. monstrat partes, ope ejusdem sectionis, Icone prima praecedentis Tabulae repraesentatas, Vterum vero ea facie, quam secundo tertioue grauiditatis mense habere solet; ablata vero hic est anterior ipsius pars.

F *Anus.*
G *Vagina* ipsiusque *Rugae.*
HH Posterior inferiorque *Vesicae* pars ad latera remota; ablata est anterior superiorque illius Portio.

II *Os* atque *Collum Vteri*, nonnihil digito per *Vaginam* inserto eleuata.

KK *Vterus* secundo jam tertioue mense expansus, in quo *Embryo, placenta* ad *Vterum* adhaerens, cernitur.

Docent haec praecedensque Tabulae, hoc tempore, ratione grauiditatis, per tactum in *Vagina* nihil posse cognosci: adeo enim leuis *Vteri* est resistentia, vt digito eleuetur; licet vero reniteretur, colli tamen longitudo impedimento foret, quo minus ejusdem expansio dijudicari posset. Quum etiam *Vterus* vltra Peluim non ascendat, ipsam *Abdominis* formam parum immutat, si excipias intestina ab eodem aliquatenus eleuari, atque hinc forte vulgaris illa orta est Obseruatio, magis planum hoc, quam alio tempore, esse Abdomen; quum intestina vtrimque secedere cogantur. Hoc ipso tempore frequentius quam alio abortiunt foeminae; attamen magnae in praxi est fortunae, quod licet saepius ex nimia sanguinis profusione valde laedantur, rarius tamen succumbant, quum accedentibus partus doloribus citius tardiusue liberentur: deprimunt namque hi ipsi membranas aquis repletas, atque hinc collum nec non os *Vteri* sensim sensimque dilatant; sique *Placenta* ab interiore superficie *Vteri* sit separata, omnia in ipso contenta propellunt. Vbi vero *Placenta* adhaerescit, rumpuntur *Membranae, Aquae Foetusque* propelluntur, sanguinis vero profusio sistitur; contrahitur enim circa *Placentam Vterus*, atque hinc illa vtplurimum citius tardiusue ejicitur.

Docet tandem, hac praecedentique Tabula repraesentatarum partium, structura, satius esse, sanguinis profluuium coercere, restaurandis aegrotae viribus prospicere, ipsiusque naturae operationem patienter expectare, quam *Os Vteri* dilatare, partumque vel manus, vel instrumentorum ope maturare, quum partes vel dilacerari, vel inflammatione affici possent.

Vid. C, Tab. XXXVII. nec non Vol. I. L. III. C. 2. Sect. 2, 3, 4. Vol. II. Coll. 12. No. 2.

II. Icon sistit *Vterum*, quarto quintoue mense, grauidum, eodem in situ ac in praecedenti icone; heic tamen anterior Colli vterini pars non est ablata.

Operiuntur naturali in situ os labiaque *Vteri* ipsa *Vagina*, quae illis contigua est; semota tamen hic est *Vagina* G a *Collo* Labiisque, vt partes commode conspiciantur. I collum *Vteri* est, hac in icone, crassius, breuius mollisque quam in praecedenti. K pars inferior *Fundi Vterini*, cujus expansio nonnunquam digito in *Vaginam* demisso, dijudicari potest si anterius juxta illum promoueatur.

Jam *Vterus* eo vsque est expansus, vt superiorem Peluis partem prorsus repleat, jamque tantum capit incrementi, vt margini Peluis innitatur, atque eodem fulciatur, ipse vero *Fundus* illius supra *Pubem* ascendat. Quum vero *Abdomen* nunc magis extendatur, foemina etiam ipsi in tumorem eleuari percipit, ipse vero *Vterus*, pondere partium in illo contentarum laterumque renixu firmatur, ita, vt *Os* ipsius impediatur quo minus digito tangenti cedat atque, vt antea, sursum ascendat. Gracilioribus in foeminis distensio *Vteri*, et per *Vaginam*, et supra *Pubem* hoc tempore, percipi nonnunquam potest; ex renixu vero vel tactu oris *Vteri* labiorumue ipsius nihil certi dijudicatur; quum primis grauiditatis mensibus, eadem se habeant ratione ac ante ipsam.

Notanda tandem heic est *Foetus* magnitudo, qui *Secundis* ad posteriorem *Vteri* partem adhaeret.

Vid. loca ad Tabulam praecedentem, ex I. atque II. Vol. citata.

Die Sechste Tafel.

Die I. Figur, zeiget die Theile wie sie vermittelst des nämlichen Schnittes in der ersten Figur der vorigen Tafel vorgestellet worden, und die Mutter so, wie sie im zweyten oder dritten Monat der Schwangerschaft aussiehet; der vordere Theil derselben aber ist hier weggenommen.

F Der After.
G Die Scheide mit ihren Falten.
HH Der hintere und untere Theil der Harnblase nach den Seiten ausgebreitet; der vordere und obere Theil derselben ist weggenommen.

II Der Mund und Hals der Gebärmutter, wie sie von dem in die Scheide gebrachten Finger in die Höhe gehoben werden.

KK Die im zweyten oder dritten Monat ausgedehnte Mutter, in welcher der Embryon mit dem am Grund hangenden Mutterkuchen, enthalten.

Aus dieser und der vorigen Tafel erhellet, daß man zu dieser Zeit, in Ansehung der Schwangerschaft, vermittelst des Anfühlens in der Scheide, nichts erkennen könne; indem der Widerstand der Mutter so geringe ist, daß solche durch den Finger in die Höhe gehoben wird; und sollte sie auch gleich nicht weichen, so würde doch die Länge ihres Halses hindern, ihre Ausdehnung zu bemerken. Da auch die Mutter nicht bis über das Becken ausgedehnet ist, so machet sie in der Form des Unterleibes wenig mehr Veränderung, als daß sie die Gedärme nur in etwas in die Höhe hebt, und dieses mag wohl die Ursache von der alten Wahrnehmung seyn, daß zu dieser Zeit der Unterleib etwas platter als sonst seye; weil die Gedärme mehr nach beeden Seiten getrieben werden. Zu dieser Zeit sind die unzeitigen Geburten bey den Weibern mehr als zu anderer gemein; doch ist es bey der Practic ein grosses Glück, daß ob sie gleich öffters durch einen starken Blutsturz sehr geschwächet werden, sie doch selten davon unterliegen, weil sie die dazukommenden Geburtsschmerzen, nun ehender, nun später davon befreyen, als welche, durch Niederpressung der mit Wasser angefüllten Häutlein, den Hals und Mund der Mutter nach und nach ausdehnen, und wenn der Mutterkuchen von der innern Fläche der Mutter abgesondert ist, alles, was in selbiger enthalten ist, heraustreiben. Wenn aber der Mutterkuchen hangen bleibt, brechen die Häutlein, die Wasser werden nebst der Frucht heraus getrieben, und der Blutsturz läßt nach, weil sich die Mutter um die Nachgeburt zusammen ziehet, worauf auch diese insgemein, nun ehender, nun später, weggehet.

Endlich erkennet man auch aus dem Bau, der in dieser und der vorigen Tafel vorgestellten Theile, daß es viel sicherer seye, dem Blutsturz Einhalt zu thun, die Kranke zu stärken, und die Wirkung der Natur mit Geduld abzuwarten, als den Muttermund zu erweitern, und die Geburt entweder mit der Hand, oder vermittelst der Instrumente zu befördern; weil dadurch die Theile zerrissen oder entzündet werden könnten.

S. C. auf der XXXVII. Tafel, wie auch den I. Theil im III. Buch, im 2. C. im 2, 3, 4 Abschn. II. Theil 12. Samml. No. 2.

Die II. Figur stellet die Mutter im vierten oder fünften Monat der Schwangerschaft, in der nämlichen Ansicht, und nach eben dem Schnitt der Theile in voriger Figur vor; doch ist hier der vordere Theil vom Hals der Mutter nicht weggenommen.

In natürlicher Lage ist der Mund und die Lippen der Mutter mit der Scheide bedeket, und diese Theile berühren einander; hier aber ist die Scheide G etwas vom Hals und Lippen hinweg gezogen worden, damit die Theile um so viel deutlicher zu sehen seyn mögten. I ist der Hals der Mutter, welcher in dieser Figur dicker, kürzer und weicher, als in der vorigen aussiehet. K der untere Theil des Muttergrundes, dessen Ausdehnung manchmalen durch die Scheide gefühlet werden kan, wenn man mit einem Finger vornen und an der Seite desselben hinauf fähret.

Nunmehr ist die Mutter so weit ausgedehnet, daß sie den ganzen obern Theil des Beckens anfüllet, auch fängt sie jetzt so zu wachsen an, daß sie am Rand desselben aufsitzet und von selbigem getragen wird, da sich denn ihr Grund merklich über die Scham erhebt. Da nun aber der Unterleib mehr ausgebreitet wird, so merkt die Frau jetzt auch daß sie dicker wird, die Mutter wird vom Druck der im Unterleib enthaltenen Theile, und von den Seiten desselben vest gehalten und verhindert, daß sich ihr Mund wenn er vom Finger befühlet wird, nicht, wie vorher, in die Höhe begeben könne. Bey magern Frauen kan man die Ausdehnung der Mutter manchmalen, zu dieser Zeit, so wohl in der Scheide, als über der Scham fühlen; aber vermittelst des Widerstandes oder der Befühlung des Muttermundes, oder seiner Lippen, läßt sich nichts gewisses entdecken; weil sie insgemein in den ersten Monaten der Schwangerschaft eben so, wie vor selbiger, beschaffen sind.

Endlich ist hier auch noch die Grösse der Frucht zu bemerken, welche mit ihrer Nachgeburt am hintern Theil der Mutter anhänget.

S. die bey der vorigen Tafel aus dem I. und II. Theil angeführte Stellen.

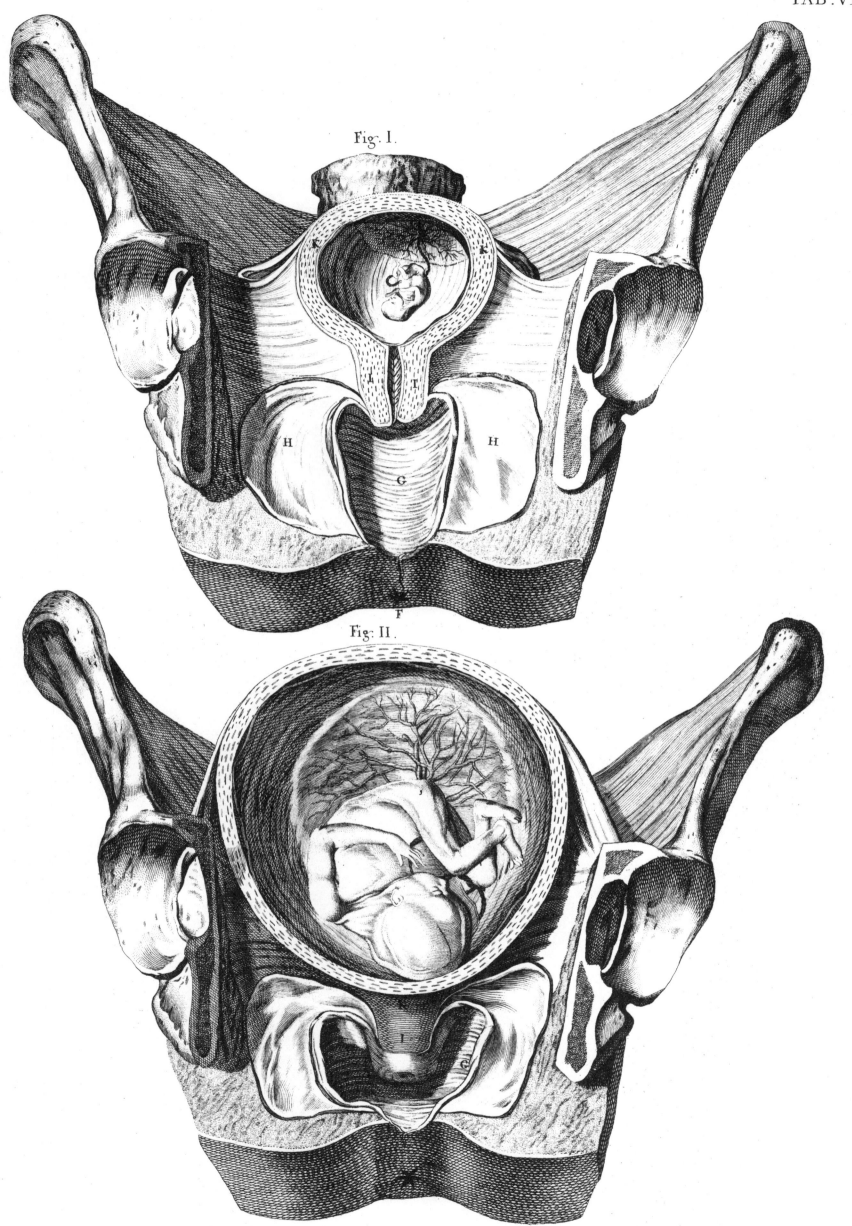

TAB. VI.

Fig. I.

Fig. II.

TAB. VII.

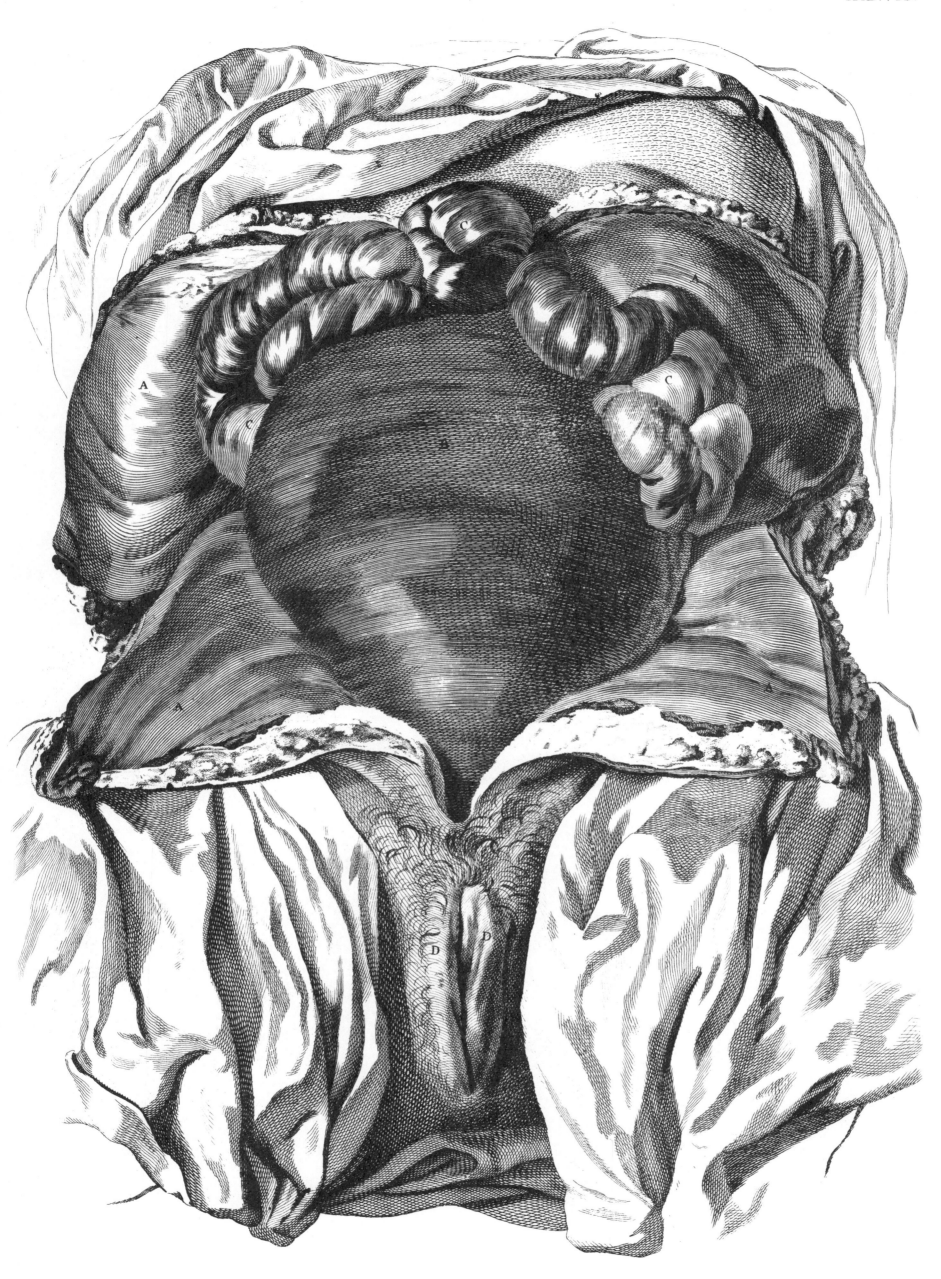

I. M. Schgmann excud. Norimbergae.

TABVLA SEPTIMA

Monstrat foeminae sexto septimoue grauiditatis mense apertum Abdomen.

AAAA Dissecti semotique *Abdominis* parietes.

B *Vterus.*

CCC *Intestina* sursum leuata.

D *Labia Pudendi*, in quibus nonnunquam ipso grauiditatis tempore tumor oritur oedematosus, quum recurrentes venae, *Vasaque lymphatica* ab *Vtero* comprimuntur. Si *Labia* adeo tumeant, vt aegrota incedere vix queat, affectarum partium scarificatione malum tollitur. Emittitur sic ad tempus serosus humor; sed colligitur vtplurimum denuo, ita vt eadem curatio nonnunquam ipsum ante partum saepius sit adhibenda, post illum tamen prorsus euanescit tumor. Obseruandum hic est, malum hoc rarius, quin nunquam ipso in partu vllum afferre posse impedimentum: *Labia* namque in anteriore *Ossium Pubis* parte sunt sita, vixque distensioni *Fraeni, Perinaei, Vaginae* atque *Recti* officere possunt. Apparet ex icone hac, facile hoc tempore in gracilioribus foeminis, per *Abdominis* parietes, *Vteri*, tactu explorari posse, expansionem, praesertim si *Intestina* minus ante ipsum sint sita. Ascendit vtplurimum tamen *Vterus* vbi sese dilatat, atque hinc ipsa etiam sursum versus leuantur *Intestina* nec non ad latera dimoventur. Quo propius itaque partus instat tempus, eo facilius etiam ipsa *Vteri* percipitur expansio.

Vid. Vol. I. Lib. I. C. 3. Sect. 3. Lib. II. C. 1. Sect. 2. nec non Vol. II. Coll. 12, 13.

Die Siebende Tafel

Stellet den eröffneten Unterleib einer Frauen vor, welche im sechsten oder siebenden Monat schwanger ist.

AAAA Die eröffneten und zurückgelegten Wände des Unterleibes.

B Die Mutter.

CCC Die in die Höhe getriebene Gedärme.

D Die Schamlippen, welche manchmalen in der Schwangerschaft von einer wässerigen Geschwulst auslauffen, die vom Druck der Mutter auf die zuruckgehenden Blutadern und Wassergefäse entspringet. Wenn die Lippen so stark geschwollen sind, daß sie die Kranke am Gehen hindern, so wird dem Ubel abgeholffen, wenn man die leidenden Theile durch kleine Einschnitte öffnet. Hiedurch wird der wässerichen Feuchtigkeit ein Ausfluß verschaffet; alleine sie findet sich bald wieder ein, und es muß die nämliche Operation wohl noch etlichemal, vor der Niederkunft, wiederholet werden, nach dieser aber, sizet die Geschwulst gänzlich wieder ein. Hiebey ist zu merken, daß dieses Ubel die Entbindung selten oder niemalen verhindern könne; weil die Lippen am vordern Theil der Schambeine sizen, und die Geschwulst die Ausdehnung des Bandes der Lippen, des Raumes zwischen der Scham und dem After, der Scheide und des Mastdarms nicht zu hemmen vermag. Aus dieser Abbildung erhellet auch ferner, daß man die Ausdehnung der Mutter, zu dieser Zeit, bey magern Personen, durch die Wände des Unterleibes leichtlich fühlen könne; sonderlich wenn die Gedärme nicht vor selbiger liegen. Zwar pfleget die Mutter insgemein, wenn sie sich ausdehnet, immer mehr in die Höhe zu steigen, und so werden die Gedärme auch mehr in die Höhe getrieben und nach den beeden Seiten gedruckt: je näher also die Frau ihrer Zeit kommet; je leichter kan diese Ausdehnung gefühlet werden.

S. des I. Theils I. B. 3. C. 3. Absch. III. B. 1. C. 2. Absch. und des II. Theils 12, 13. Samml.

TABULA OCTAVA.

Inter partes, ejusdem sectionis ope ac in VI. Tabula repraesentatas, sistitur hic Vterus praecedenti Tabula exhibitus, vt in illo contenta nec non partes internae cernantur, quales sexto septimoue grauiditatis mense apparent.

A *Vterus* ad sedem *Vmbilici* vsque expansus.

BB Superior *Ossium Ilium* pars.
CC *Acetabula.*
DD Residuae posteriores *Ossium Ischiorum* partes.
E *Anus.*
F *Vagina.*
G *Vesica.*
H Collum *Vteri* breuius quam in VI. Tabula, atque ob *Vterum* vltra *Peluis* marginem expansum, sursum magis leuatum.
I *Vteri* vasa ampliora, quam extra tempus grauiditatis.
KK *Placenta* ad inferiorem posterioremque *Vteri* partem adhaerens.
LL *Membranae Foetum* ambientes, cujus caput heic, aeque ac VI. in Tabula, ad inferiorem *Vteri* partem spectat, quem quidem situm *Foetum*, vbi quiescit sufficientique aquarum copiae innatat, semper seruare persuasum habeo, quum caput reliquis partibus sit ponderosius. Quod ad situm *Foetus* attinet, vergunt quidem anteriores ipsius partes in latera posterioremque *Vteri* partem, heic vero, aeque ac praecedenti in Tabula, anteriora spectant, magis perspicuae pictorumque ad morem repraesentatae.

Vid. Vol. I. Lib. I. C. 3. Sect. 3. 4. Vol. II. Coll. 13.

Apparet ex hac Tabula quam sit difficile, hoc ipso tempore, ingruente sanguinis profluuio, ob longitudinem crassitudinemque *vterini colli*, os *Vteri* dilatare, praesertim in foeminis prima vice praegnantibus: interim omnia eadem hic sunt agenda, quae in explicatione VI. Tabulae sunt proposita, donec accedentes dolores *Os Vteri* dilatent. Si profluuium nimium fiat, membranae sunt rumpendae, quo *Vterus* contrahatur, partusque promoueatur. Quin si necessitas vrgeat, partus per *Oris vterini*, sub accessu dolorum, distensionem est iuuandus, his tamen deficientibus, ipsa vero aegrota periclitante, hac ratione excitari etiam possunt. Si periculum instet, atque foemina animam jamjam sit exspiratura, *Vterus*, quemadmodum ex hac ipsa patet Tabula, sat iam dilatatus, vt tota chirurgi intus esse manus *Foetusque* educi possit, si modo *oris interni* secure tentanda sit distensio.

Obseruandum *tandem* est, hoc ipso, aeque ac sequenti tempore, foeminas, quam prioribus mensibus, majori versari in periculo.

Vid. Vol. I. L. III. C. 4. Sect. 3. No. 1. 2. 3. Vol. III. Coll. 33. No. 2. Conferantur etiam Obseruationes physicae atque litterariae *Edinburgenses.* Art. XVII. quo de dissectione grauidae exponit D. *Donald Monro*, Physicus *Londinensis.*

Die Achte Tafel.

Hier zeiget sich unter den, wie in der VI. Tafel durchschnittenen Theilen, die Mutter wie sie in der vorhergehenden Tafel vorgestellet worden, damit man, was in ihr enthalten ist, nebst den innern Theilen, wie sie im sechsten oder siebenden Monat der Schwangerschaft beschaffen sind, zu sehen bekomme.

A Die bis um die Gegend des Nabels ausgedehnte Mutter.

BB Der obere Theil der Darmbeine.
CC Die Pfannen.
DD Der übrige hintere Theil der Hüftbeine.
E Der After.
F Die Scheide.
G Die Harnblase.
H Der Hals der Mutter welcher kürzer als in der VI. Tafel ist, und höher stehet, weil sich die Mutter über den Rand des Beckens erhoben hat.
I Die Gefäse der Mutter welche grösser, als ausser der Schwängerung sind.
KK Der am untern und hintern Theil der Mutter hangende Mutterkuchen.
LL Die das Kind umgebende Häute, dessen Kopf hier, wie an dem in der VI. Tafel, so vorgestellet ist, daß er unterwarts, am untern Theil der Mutter lieget, welches, wie ich glaube, die ordentliche Lage des Kindes ist, wenn es ruhet, und von einer grossen Menge der Wasser umgeben wird, indem der Kopf schwerer als die übrigen Theile ist. Was die Lage vom Körper des Kindes anbetrifft, so sind die vordern Theile desselben zwar öffters nach den Seiten und den hintern Theil der Mutter gekehret; hier aber zeigen sie sich, wie in der vorhergehenden Tafel, nach vornen liegend, um solche deutlicher und mahlerischer vorzustellen.

S. des I. Theils I. B. 3. C. 3. 4. Abschn. II. Theil 13. Samml. No. 1.

Aus dieser Tafel erhellet, wie schwer es seye, auch zu dieser Zeit, bey einem Blutflus den Muttermund, wegen der Länge und Dicke des Halses der Mutter, sonderlich bey solchen die das erstemal schwanger sind, zu erweitern: unterdessen kan man hier fast eben so verfahren, wie bey der VI. Tafel gezeiget worden, bis sich die Wehen einstellen und den Muttermund erweitern. Wäre der Blutflus stark, so müssen die Häute gesprenget werden, damit sich die Mutter zusammenziehen könne und ihre Ausleerung befördert werde. Wenn es noth ist kan solche auch durch Erweiterung des Muttermundes, währender Schmerzen, befördert werden, und in dieser Ermanglung, kan man selbige, wenn die Patientin in Gefahr ist, auf gleiche Weise erregen. Ist die Gefahr so gros, daß der Tod der Frauen zu befürchten zu seyn scheinet, so ist, wie unsere Tafel zeiget, die Mutter zu dieser Zeit weit genug ausgedehnet, daß der Operateur seine Hand hinein bringen und das Kind heraus ziehen könne, wenn nur der Muttermund sicher erweitert werden kan.

Endlich ist auch noch zu merken daß die Weiber um diese Zeit, und auch nach solcher, in grösserer Gefahr, als in den ersten Monaten seyen.

S. des I. Theils III. B. 4. C. 3. Abschn. No. 1. 2. 3. III. Theil 33. Samml. No. 2. S. ferner in der Edenburgischen neuen Versuche und B. merkungen 2c. XVII. Art. die Anatomie einer Schwangern von D. Donald Monro, einem Londinischen Arzt.

TAB. VIII.

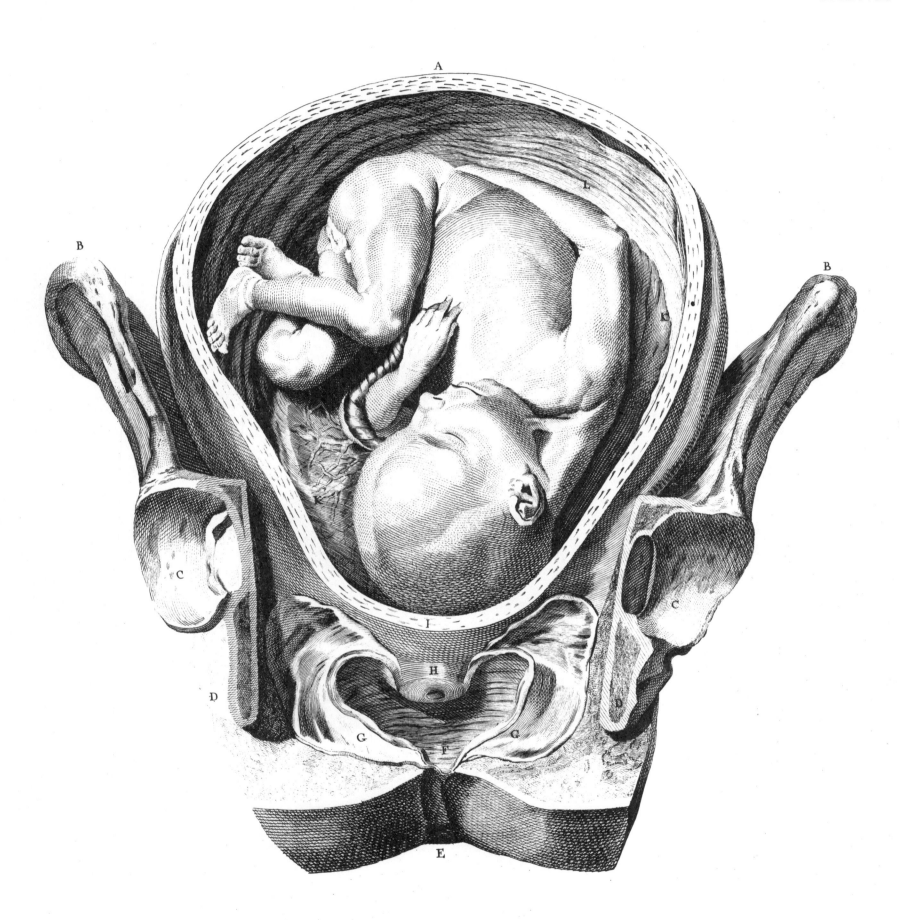

I. M. Seligmann sc. et excud. Norimbergae.

TAB. IX.

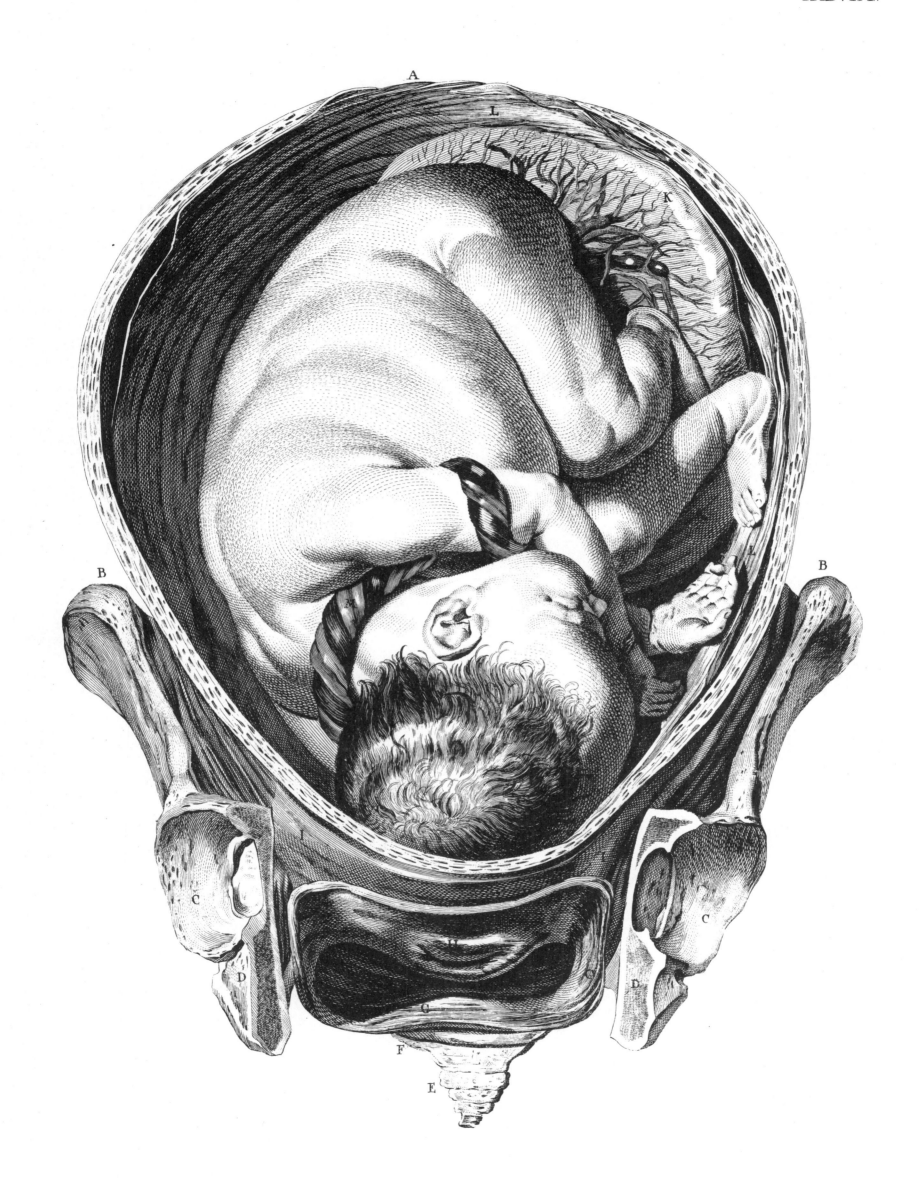

J. M. Seligmann sculps et excud Norimbergae.

TABVLA NONA

Repræsentat inter partes eadem ratione ac antea diffectas, *Vterum* octauo nonoue menfe grauidum.

A *Vterus*, in quantum ampliari poteft, expanfus, aquas *Foetumque Funiculo* circumplicatum continens, cujus caput prope fuperiorem *Peluis* haeret partem.
BB Superior *Offium Ilium* pars.
CC *Acetabula*.
DD Reliquae *Offium Ifchiorum* partes.
E *Coccyx*.
F Inferior *Recti* pars.
GGG *Vagina* ad latera remota.

H *Os Vteri*, cujus labia majora mollioraque quam praecedenti in tabula effe videntur, quum *Ceruix Vteri* similiter prorfus fit expanfus, vel omino euanuerit.

II *Veficae* pars.
KK *Placenta* in fuperiore pofterioreque *Vteri* parte adhaerefcens.
LL *Membranae*.
M *Funiculus vmbilicalis*.

Monftrat haec praecedensque tabula, qua ratione *Vterus* expandatur, illiusque *Ceruix*, fub variis grauiditatis periodis, decrefcat; ipfius etiam heic oftenditur *Foetus* magnitudo pro meliore explicatione eorum, quae Vol. I. Lib. I. Cap. 3. Sect. 4. 5. & Lib. III. Cap. I. Sect. I. 2. vt et Vol. II. Coll. 13. No. I. dicta funt.

Licet vero, jam ab ipfis artis primordiis, ad noftra vsque tempora, pro certo habitum fuerit, fi *Foetus* capite prodeat, fpectare faciem ipfius pofteriorem *Peluis* partem; attamen D. OVLD obferuatio aeque ac nuper factae *graui-di Vteri* diffectiones, vt et ea quae ipfe, artem exercens, notaui, in eam me adducunt opinionem, vt credam, prodire caput vtplurimum ea ratione directum, qua heic eft delineatum, ita vt altera auris *Pubem*, altera *Os facrum* fpectet; qua tamen in re, pro capitis aeque ac *Peluis* conformatione, varietas nonnunquam effe poteft.

Conferantur heic D. HVNTER elegantes *grauidum Vterum* exhibentes Tabulae.

Die Neunte Tafel.

Unter den, wie in der vorigen Tafel, abgebildeten und durchschnittenen Theilen wird hier die Mutter vorgestellet, wie sie im achten oder neunten Monat der Schwängerung ausstehet.

A Die Mutter, in ihrer völligen Ausdehnung, mit den Wassern und dem mit der Nabelschnur verwickelten Kind, dessen Kopf am obern Theil des Beckens stehet.
BB Der obere Theil der Darmbeine.
CC Die Pfannen.
DD Der noch übrige hintere Theil der Hüftbeine.
E Das Schwanzbein.
F Der untere Theil des Mastdarms.
GGG Die Scheide so nach jeder Seite zurück gezogen worden.

H Der Muttermund, dessen Lippen grösser und weicher als in der vorigen Tafel aussehen, auch ist der Hals der Mutter nun völlig ausgedehnet, so, daß er sich ganz verlohren zu haben scheinet.

II Ein Theil der Harnblase.
KK Der am obern und hintern Theil der Mutter hangende Mutterkuchen.
LL Die Häutlein.
M Die Nabelschnur.

Diese und die vorige Tafel zeigen, wie sich die Mutter ausdehne, und wie ihr Hals, zur Zeit der Schwangerschaft, nach und nach kürzer werde: auch ist hier die Grösse des Kindes zu bemerken, zur bessern Erläuterung dessen, was im I. Theil, im I. Buch, im 3. Capitel, im 4. und 5. Abschnitt, wie auch im III. Buch, im I. Cap. im I. und 2. Abschnitt, und im II. Theil, in der 13. Sammlung, No. I. vorkommet.

Ungeachtet vom ersten Anfang der Kunst an bis auf unsere Zeiten, als eine sichere Wahrheit, gelehret worden, daß wenn das Kind mit dem Kopf komme, das Gesichte desselben nach den hintern Theil des Beckens gekehret seye, so sollte mich doch so wohl die Wahrnehmung des Herrn Oulds, als auch die seit kurzem angestellten Oeffnungen der Mutter schwangerer Weiber, nebst dem was ich in der Practic beobachtet habe, auf die Meynung bringen, daß der Kopf meistens so komme, wie er hier vorgestellet worden, und mit einem Ohr nach dem Schambein, mit dem andern aber nach dem Heiligen Bein gekehret seye; doch kan so wohl die Form des Kopfes, als des Beckens, hierinnen manchmalen eine Aenderung machen.

Hier können auch die schönen Tafeln des Herrn Hunters, worinnen die Mutter der Schwangern vorgestellet wird, zu Rath gezogen werden.

TABVLA DECIMA

sistuntur conspectui *Gemelli* in *Vtero*, vbi dolores partus ingruunt; anteriores partes, vt praecedenti in tabula, heic pariter sunt ablatae.

A *Vterus* expansus cum *Membranis* atque *Aquis*.

BB Partes superiores *Ossium Ilium*.
CC *Acetabula*.
DD *Ossa Ischia*.
E *Coccyx*.
F Pars inferior *Intestini Recti*.
GG *Vagina*.
H *Os Internum* extensum atque ad latitudinem digiti apertum, cum *Membranis* et *Aquis*, ob dolores prominentibus.
II Inferior *Vteri* pars expansa ab *Aquis*, infra *Infantis* caput, quo prodit, haerentibus.

KK Binae *Placentae* in posteriore *Vteri* parte adhaerentes; ante ipsas bini siti sunt *Foetus*, alter, justum seruans situm, capite in inferiorem *Vteri* vergit partem; alter, ob situm minus naturalem, capite *Fundum* spectat. Vtriusque corpus proprio cinctum est *Funiculo*, id quod saepius et naturali et non naturali in situ fieri solet.

LLL *Membranae* vtriusque *Placentae*.

Ob ordinem in Tractatu meo de Arte Ostetricia seruatum, debebat haec gemellorum repraesentatio inter vltimas habere locum tabulas; quum vero parum referat, hoc eam collocaui loco, monstraturus *Os Vteri* magis, quam praecedenti in icone, extenuatum, non nihil adapertum, atque ab aquis et *Membranis* a capite alterius *Foetuum*, ipsis sub doloribus propulsis, dilatatum. Variat pro casuum diuersitate gemellorum situs; talis vero, qualis hic cernitur, erat, quum D. MACKENZIE grauidum dissecuit *Vterum*.

Vide Vol. I. Lib. III. Cap. 1. Sect. 4. nec 1:on Cap. 5. Sect. 1. vt et Vol. II. Collect. 14. Vol. III. Coll. 37.

Die Zehende Tafel

zeiget die Mutter worinnen Zwillinge sind, bey anfangenden Wehen. Die vordern Theile sind weggenommen, wie in der vorigen Tafel.

A Die ausgedehnte Mutter mit den Häutlein und den Wassern.

BB Der obere Theil der Darmbeine.
CC Die Pfannen.
DD Die Hüfftbeine.
E Das Schwanzbein.
F Der untere Theil des Mastdarms.
GG Die Mutterscheide.
H Der innere Muttermund eines Fingers breit geöffnet, mit den Häuten und Wassern zur Zeit der Wehen.
II Der untere Theil der Mutter, von den Wassern ausgedehnet, welche unter dem Kopf, womit das Kind kommet, befindlich sind.

KK Die zween Mutterkuchen, welche am hintern Theil der Mutter anhangen, und vor welchen die beeden Kinder liegen. Eines derselben hat die gehörige Lage und stehet mit dem Kopf am untern Theil der Mutter, das andere ist in einer widernatürlichen Lage, und hat den Kopf nach dem Grund der Mutter gekehret. Eines jeden Körper ist mit seiner eigenen Nabelschnur umwickelt, oder umsennet, welches so wohl bey natürlichen, als widernatürlichen Lagen, vielmals zu geschehen pfleget.

LLL Die zu jedem Mutterkuchen gehörige Häutlein.

Nach der in meiner Abhandlung der Hebammenkunst beobachteten Ordnung, sollte diese Vorstellung von Zwillingen unter den leztern Tafeln vorkommen; alleine da hieran eben nichts gelegen ist, habe ich solche hier anbringen wollen, um den Muttermund zu zeigen, der nunmehr viel dünner als auf voriger Tafel, etwas geöffnet, und von den Wassern und Häutlein ausgedehnet ist, welche zur Zeit der Wehen, vor dem Kopf eines der Kinder herausgetrieben werden. Was die Lage der Zwillinge anbelanget, so ist solche in verschiedenen Fällen, auch vielmals verschieden; so aber wie sie hier vorgestellet worden, war sie beschaffen, als lezthin Herr Mackenzie die Mutter einer Schwangern öffnete.

S. des I. Theils III. Buch 1. Cap. im 4. Abschnitt und des 5. Cap. 1. Absch. wie auch des II. Theils 14. Samml. und des III. Theils 37. Sammlung.

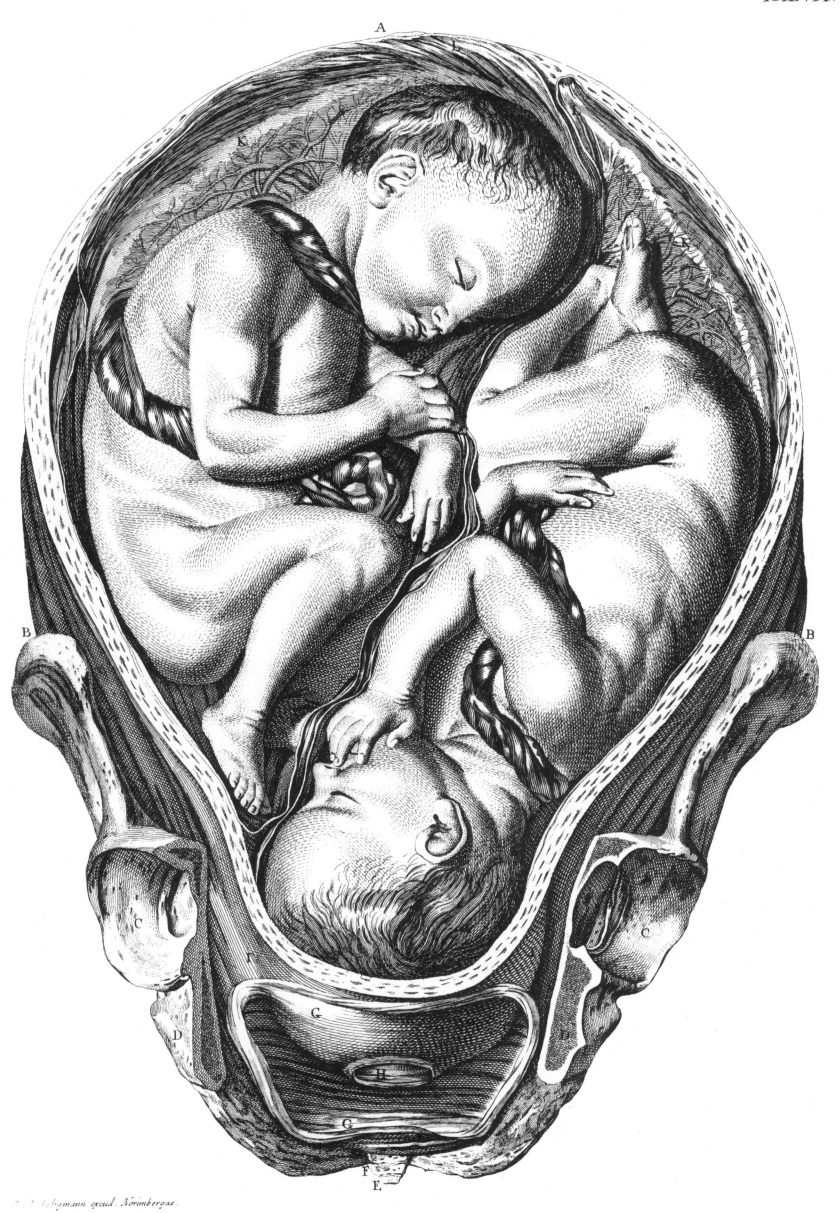

TAB. X.

TAB. XI.

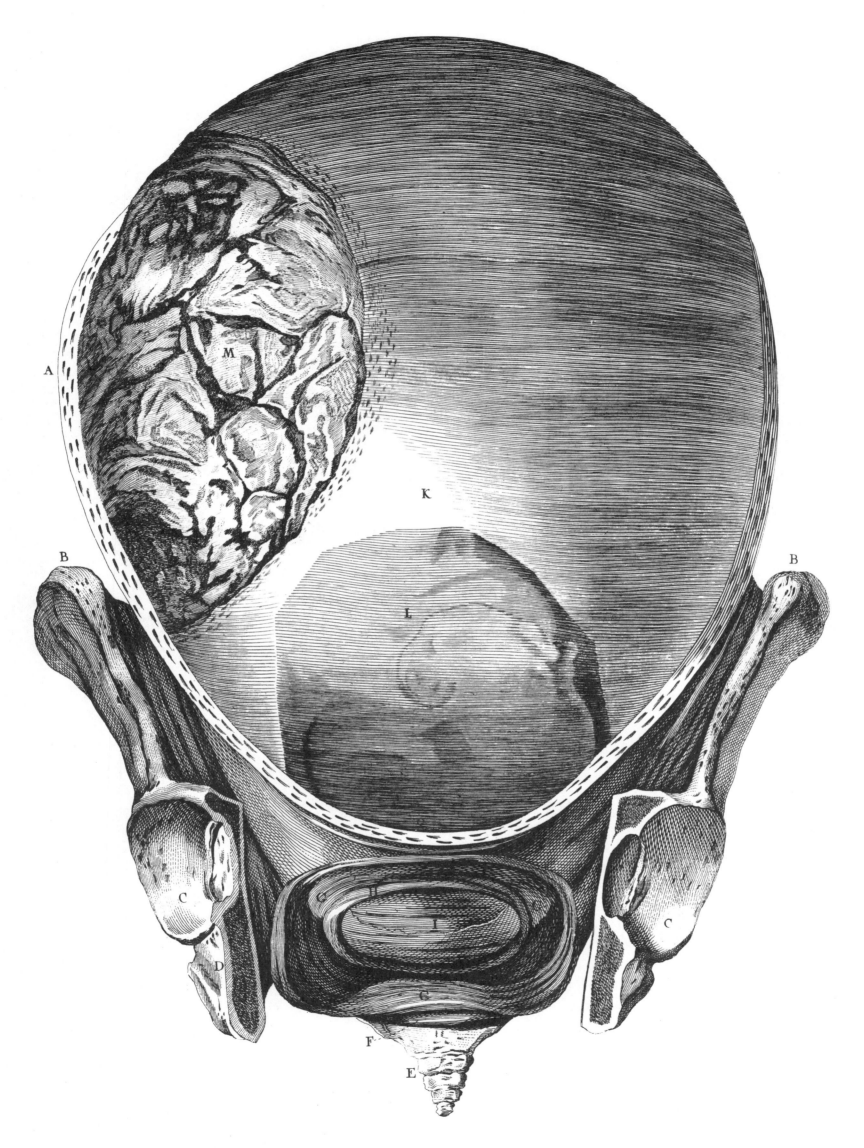

I.M. Seligmann sculps. et excud. Norimbergæ.

TABVLA VNDECIMA

Exhibet rurſus grauidum *Vterum* ab antica parte, qualis ſub initum dolorum eſſe ſolet; partes anteriores, vt in tabula praecedenti, ſunt remotae; quum vero hic *membranae* minus ſint ruptae, amplum formant ſaccum, aquas foetumque continentem.

A *Vteri* ſubſtantia.
BB CC DD Oſſa *Peluis*.
E *Coccyx*.
F Inferior *recti Inteſtini* pars.
GGGG *Vagina*.
HH *Vteri orificium* valde, vrgente dolore, expanſum, cum *Membranis* I atque aquis. His ſeſe monſtrantibus, certum vtplurimum eſt, ipſum jam inſtare partum, quum contra ex dilatatione quam praecedenti in tabula vidimus, nihil certi ſit concludendum, licet veri foreſque adſint dolores: ſaepius enim per plures, ipſum ante partum, dies, quin ſeptimanas, ampliorem *Oris vterini* deprehendimus aperturam.

K *Chorion*.

L Id ipſum prope inferiorem *Vteri* partem, eum in finem diſſectum, vt per *Amnium* caput *Foetus* conſpiciatur. NB. Transſumta eſt icon haec ex Tabulis quas D. ALBINVS, de *grauido* edidit *Vtero*.

M *Placenta*, cujus heic conuexa variosque in *Lobos* diuiſa, repraeſentatur ſuperficies: pars namque ipſius interior concauaque *Chorio* eſt tecta.

Adhaerere *Placentam* ad omnes fere partes interioris ſuperficiei ipſius *Vteri* obſeruatum eſt, quin interdum interiori quoque lateri *Oris vterini* adnaſcitur; aſt ſimulac illud, hoc in caſu, dilatari incipit, ſemper hinc oritur haemorrhagia.
Monſtrant tabulae VI. VII. VIII. IX. X. internam *Placentae* ſuperficiem *Foetum* ſpectantem, nec non vaſa quibus conſtat ex *Funiculo* oriunda, qui variis in *Placentis*, in omnes fere diuerſas earum partes, aeque ac in mediam inſeritur.

Tabula trigeſima nec non tertia et trigeſima oſtendunt inſertionem *Funiculi* in *Abdomen Foetus*.
Quod ad *Placentae* attinet expulſionem, fit ea, dum *Membranae* rumpuntur, atque *Vterus*, poſt aquarum effluuium, ſic contrahitur vt ipſum contingat *Foetum*, hoc vero in lucem edito, craſſior multum redditur *Vterus*, *Placentamque* et *Membranas* tam arcto ſtringit complexu, vt ſenſim ſeparentur inque *Vaginam* detrudantur. Patet hinc, nos quoque hac in re naturae debere imitari ductum, patienter hinc expectandum, donec *Secundae* pedetentim ſeparentur, id quod tutiſſimum, praeſertim ſi parturiens debilioris ſit conſtitutionis: hac enim ratione minus magna minusque ſubita fit exinanitio, quam vbi *Placentae*, methodo nimis fere ſolemni, deproperatur exemtio. Aſt enim vero ſi ipſi expulſioni natura impar ſit, omino, vt eandem juuemus, neceſſe eſt.

Vide Vol. I. Lib. III. Cap. I. Sect. 4. Cap. 2. Sect. 2. 5. Vol. II. Coll. 14. 23.

Die Eilfte Tafel

Stellet die Mutter einer Schwangern von vornen vor, wenn ſie anfängt Wehen zu bekommen; die vordern Theile ſind, wie in der vorigen Tafel, weggenommen; weil aber hier die Häutlein noch ganz ſind, ſtellen ſie einen groſſen Sack vor, worinnen die Waſſer nebſt dem Kind enthalten.

A Die Subſtanz der Mutter.
BB CC DD Die Knochen des Beckens.
E Das Schwanzbein.
F Der untere Theil des Maſtdarms.
GGGG Die Mutterſcheide.
HH Der währenden Wehen ſtark ausgedehnte Muttermund mit den Häutlein I und den Waſſern. Dieſer Umſtand giebt insgemein gewiß zu erkennen, daß das Kreiſſen ſeinen Anfang genommen habe, da man hingegen aus der in vorhergehender Tafel vorgeſtellten Erweiterung nicht viel gewiſſes ſchlieſſen kan, bis ſich die Schmerzen ordentlich und ſtark einſtellen; indem man den Muttermund öffters etliche Tage, ja gar etliche Wochen vorher ehe das Kreiſſen angehet, noch mehr geöffnet findet.

K Das obere das Kind umgebende Häutlein (Chorion).

L Eben daſſelbe am untern Theil der Mutter geöffnet, um den Kopf des Kindes durch das innere Häutlein (Amnios) zu zeigen. NB. Dieſe Vorſtellung iſt aus einer von den Tafeln des Hn. Albinus genommen, die er von der Mutter einer Schwangern heraus gegeben hat.

M Der Mutterkuchen, deſſen äuſſere, in viele Stücken getheilte Fläche hier vorgeſtellet iſt; der innere Theil aber, bedecket das obere das Kind umgebende Häutlein.

Man hat den Mutterkuchen an allen verſchiedenen Theilen der innern Fläche der Mutter, ja manchmalen auch gar an der innern Seite des Muttermundes anhangend gefunden, da denn im leztern Fall, ſo bald ſich derſelbe zu erweitern anfänget, ein Blutfluß entſtehet.
Die VI. VIII. IX. und X. Tafel zeigen die innere, nach dem Kind gekehrte Fläche des Mutterkuchens, mit den Gefäſen ſo ſeine Subſtanz ausmachen und von der Nabelſchnur herkommen, welche, in verſchiedenen Mutterkuchen, in alle verſchiedene Theile deſſelben ſo wohl, als in die Mitte, eingepflanzet iſt.

In der dreyſigſten und drey und dreyſigſten Tafel iſt zu ſehen wie die Nabelſchnur in den Bauch des Kindes gehet.
Was die Austreibung des Mutterkuchens anbelanget, ſo ziehet ſich die Mutter, wenn die Häutlein zerriſſen, und die Waſſer ausgeloffen ſind, in ſo ferne zuſammen, daß ſie den Körper des Kindes berühret; iſt auch dieſes zur Welt gebohren, ſo wird die Mutter viel dicker und ziehet ſich dichte um den Mutterkuchen und die Häute zuſammen, wodurch ſie denn nach und nach abgeſondert und in die Mutterſcheide getrieben werden. Hierinnen nun ſollten wir dem Weg folgen, den uns die Natur zeiget, und mit Gedult erwarten, bis ſie ſich nach und nach ablöſſen; welches, zumal bey einer ſchwachen Kreiſſenden, das ſicherſte iſt; weil ſodenn keine ſo ſtarke und geſchwinde Ausleerung auf einmal vorgehet, als wie zu geſchehen pfleget, wenn man, nach der nur gar zu gewöhnlichen Weiſe, mit Hinwegnehmung der Nachgeburt ſo ſehr eilet. Doch müſſen wir auch im Gegentheil nicht zu nachläßig ſeyn, ſondern der Natur, wenn ſie ſolche nicht auszutreiben im Stande iſt, zu Hülffe kommen.

S. im I. Theil im III. Buch, das I. Cap. im 4. Abſch. und im 2. Cap. den 2. und 5. Abſch. wie auch des II. Theils 14. und 23. Sammlung.

TABVLA DVODECIMA

Monstrat grauidum *Vterum* in longitudinem dissectum a latere, Foetu jam per partus dolores nonnihil promoto.

A Infima dorsi *Vertebra*.

B *Scrobiculus cordis* cujus distantia a modo dicta Vertebra, punctis hic, aeque ac pars regionis infra *Diaphragma* sitae, indicatur.

CC Solita crassitudo atque forma *Vteri*, circa finem grauiditatis, aquis expansi.

D *Idem* post aquarum effluuium contractior crassiorque.

EE Forma *propenduli Vteri*. Si hoc in casu *Membranae* rumpantur, ipsa parturiente erecta stante, periculum est, ne caput *Foetus Ossa Pubis* supergrediatur, atque humeri in *Peluim* adigantur.

FF Forma *Vteri* vltra modum expansi sursumque vergentis, vnde vtplurimum vomitus cum difficultate spirandi oriuntur. Conferri hac de re potest D. LEVRET, *sur le Mechanisme de differentes Grossesses*.

G Sinistrum *Os Pubis*.
HH *Os Internum*.
I *Vagina*.
K Sinistra *Nympha*.
L *Labium Pudendi* ejusdem lateris.
M Residua *Vesicae* portio.
N *Anus*.
OP Sinistra *coxa crusque*.

Quum in hac partus periodo *Os Vteri* a propulsis *Membranis* magis magisque dilatetur, jamque *Vagina* extendi incipiat, simul magna pars propellitur aquarum, quae, vbi *Membranae* rumpuntur, effluit. Contrahitur hinc *Vterus* arctius circa *Foetum*, heic naturali in situ repraesentatum: *Verticem* namque super *Ossa Pubis* habet collocatum, sincipite vero dextrum spectat *Os Ilium*. Simulac autem *Vterus* ipsum *Foetus* tangit corpus, adigitur caput ipsius retrorsum, a linea Abdominis BG *Os Sacrum* versus in *Peluis* lineam, hoc est, a littera F superius scripta ad Coccygis finem, atque sic sensim sensimque magis descendit vt sequenti in Tabula apparet.

Si *Membranae* in *Vaginam* adactae minus rumpantur, easdem magis magisque descendere sinamus: dilatabunt namque *Externum Os*.

Vide Vol. I. Lib. I. Cap. 2. Sect. 2. Cap. 3. Sect. 3. Lib. III. Cap. 1. Sect. 1. 2. 4. Cap. 2. Sect. 3. Cap. 3. Sect. 4. No. 5. Vol. II. Coll. 10. No. 4. Cas. 3. 4. Coll. 14. Vol. III. Coll. 34. No. 2. Cas. 4.

Die Zwölfte Tafel.

Die Theile sind nach der Länge getheilet, und da zeiget sich die Mutter einer Schwangern von der Seite, wie selbige aussiehet, wenn sie schon eine Zeit lang zur Geburt gearbeitet hat.

A Das unterste Wirbelbein des Ruckens.

B Die Herzgrube, wo zugleich dieser ihr Abstand von erstgemeldtem Wirbelbein, durch eine punctirte Linie, nebst einem Theil der Gegend unter dem Zwergfell angezeiget ist.

CC Die gewöhnliche Dicke und Form der Mutter, wenn sie, gegen das Ende der Schwangerschaft, von den Wassern ausgedehnet ist.

D Eben Dieselbe wie sie zusammen gezogen, und nach ausgelauffenen Wassern dicker geworden ist.

EE Die Form einer vorwarts hangenden Mutter. Wenn in diesem Fall die Wasser brechen und die Kreissende aufrecht stehet, so lauffet des Kindes Kopf Gefahr über die Schambeine hinzuglitschen, da denn die Schultern in das Becken getrieben werden.

FF Die Form der Mutter wenn sie bey ihrer Ausdehnung mehr als gewöhnlich in die Höhe gehet, wovon denn insgemein ein Erbrechen und schweres Athemholen entstehet. Hier kan Hr. LEVRET sur le Mechanisme de differentes Grossesses zu Rathe gezogen werden.

G Das Schambein der linken Seite.
HH Der innere Muttermund.
I Die Mutterscheide.
K Die linke Nymphe.
L Die Schamlippe der nämlichen Seite.
M Ein Rest der Harnblase.
N Der After.
OP Die linke Hüffte nebst dem Schenkel.

Wenn es so weit mit der Geburt gekommen, so wird der Muttermund durch die untersich dringenden Häutlein immer mehr und mehr ausgedehnet. Da nun auch die Mutterscheide sich zu erweitern anfänget, so wird zugleich eine ziemliche Menge der Wasser herzugetrieben, welches, wenn die Häute springen, weglaufft. Hierauf ziehet sich die Mutter mehr um des Kindes Körper zusammen, welches hier in natürlicher Lage vorgestellet ist, indem es mit dem Scheitel auf dem obern Theil der Schambeine auffstehet, und das Vorderhaupt nach dem rechten Hüftbein gekehret hat. So bald die Mutter den Körper des Kindes berühret, so wird der Kopf desselben unter sich, nach dem Heiligen Bein zu, von der Linie des Bauches BG, in die Linie des Beckens getrieben, nämlich von dem obern, F, zu dem Ende des Schwanzbeines, und so dringet es immer tiefer hinab, wie in der folgenden Tafel zu sehen.

Wenn die Häutlein nicht gleich springen, nachdem sie in die Scheide getrieben worden, so soll man sie immer weiter anrucken lassen, damit sie den äussern Muttermund erweitern.

S. Im I. Theil des I. Buchs 2. Cap. 2. Absch. 3. Cap. 3. Absch. Des III. Buchs 1. Cap. 1. 2. 4. Absch. 2. Cap. 3. Absch. 3. Cap. 4. Abschnitt No. 5. Des II. Theils 10. Samml. No. 4. die 3. und 4. Wahrnehmung. 14. Samml. Des III. Theils 34. Sammlung. No. 2. Die 4. Wahrnehmung.

TAB. XII.

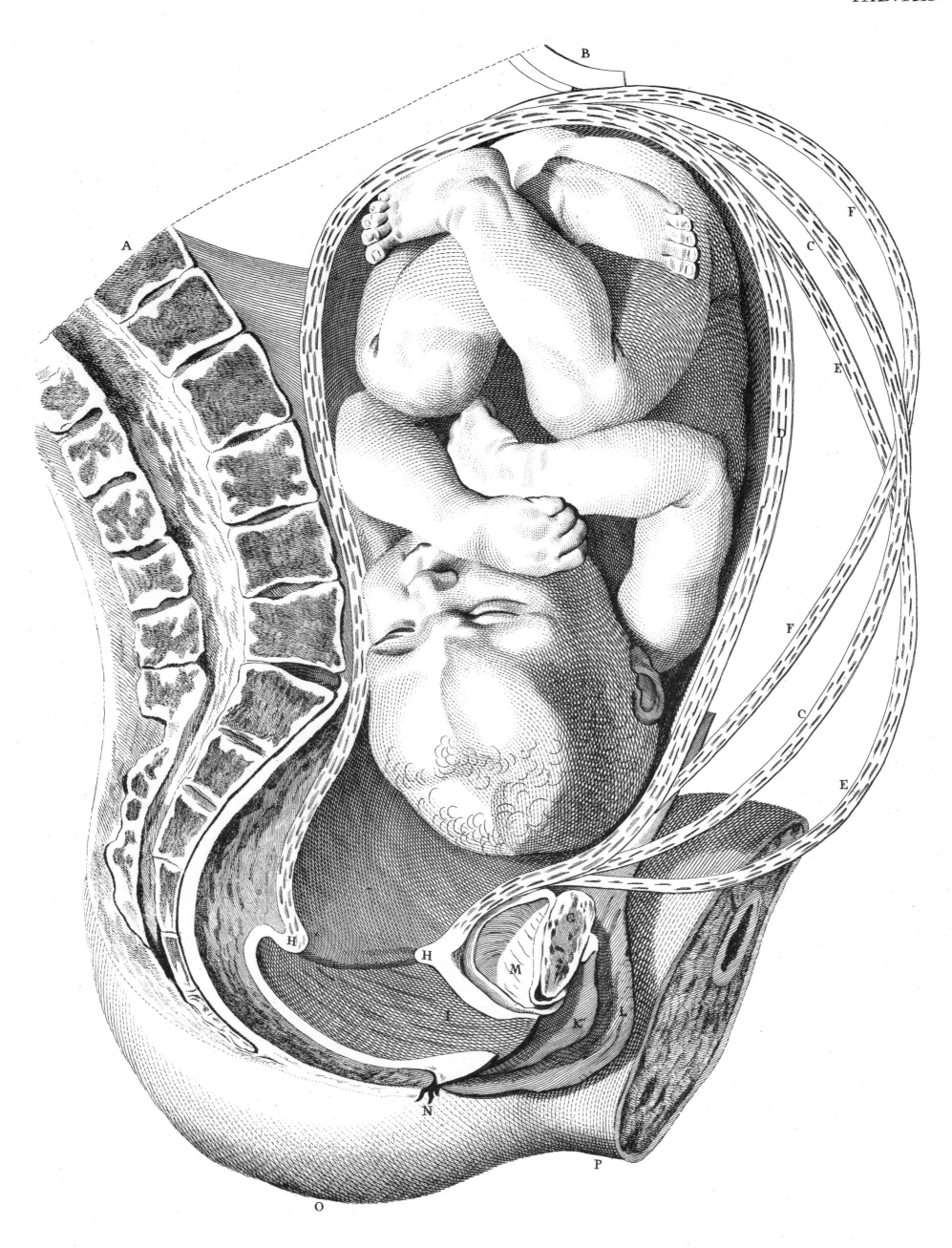

I. M. Seligmann sc. et excud. Norimb.

TAB. XIII.

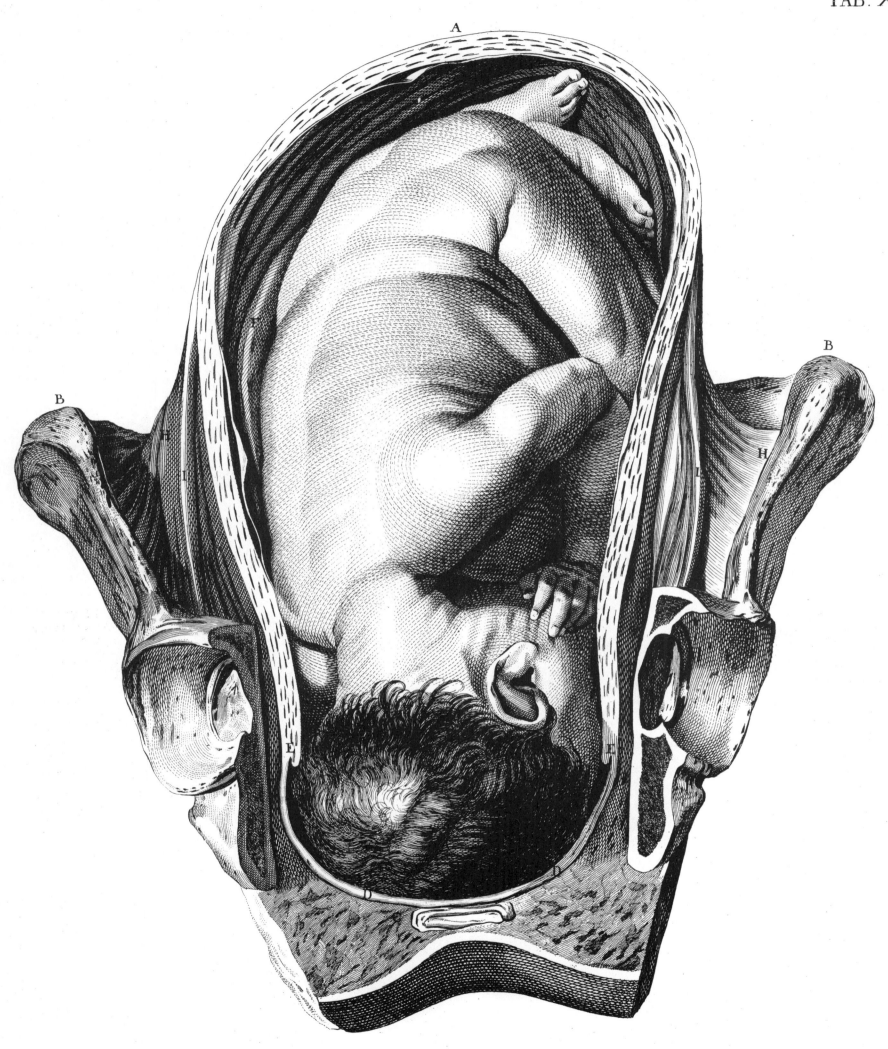

J. M. Seligmann sculps. et excud. Norimb.

TABVLA DECIMA TERTIA

Repraefentantur partes eadem ratione ac fexta in Tabula; fed monftrat illa etiam naturalem *fitum capitis Foetus*, poftquam illud, Ore interno prorfus aperto, in mediam defcendit *Peluim*, atque vnacum Membranis magna Aquarum pars eft protrufa, quae tamen, quum Caput Vaginam repleat, non omnes effluere poffunt.

A *Vterus* parum contractus nonnihilque craffior, quum pars aquarum ante infantem fita fit, vel effluxerit.

BB Superiores partes *Offium Ilium*.
C Inferior *Recti* pars.
DD *Vagina* per caput *Foetus* late expanfa.

EE *Os internum* prorfus apertum.
F Pars *Placentae*.
GG *Membranae*.
HH *Ligamenta lata*.
II *Ligamenta rotunda* vnacum *Vtero* furfum verfus extenfa.

Quum jam *Vertex* Foetus inferius, prope inferiorem partem dextri *Offis Ifchii* fit collocatus, latiorque pars prope inferiorem arctioremque *Peluis* partem haereat, promouetur finciput vi dolorum fenfim fenfimque retrorfum, atque vbi magis inferiora verfus defcendit, prodit *Vertex* cum *Occipite* infra *Pubem*, vt ex fequenti apparet Tabula. Difci hinc poteft, quanti fit momenti, vt nofcamus majorem, ad marginem *Peluis*, effe diftantiam laterum, quam partis pofterioris anteriorisque, longiusque diftare infantis finciput ab occipite, quam aurem alteram ab altera.

Vide Vol. I. Lib. I. Cap. 1. Sect. 3. 5. vt & Lib. III. Cap. 3. Sect. 3. 4. No. 3. Vol. II. Coll. 14.

Die Dreyzehende Tafel

Zeiget bey der nämlichen Vorstellung der Theile wie in der VI. Tafel, die natürliche Lage von des Kindes Kopf, wenn solcher, nach völliger Oeffnung des innern Muttermundes, in die Mitte des Beckens eingetretten ist, da denn eine ziemliche Menge der Wasser mit den Häutlein zum äusseren Muttermund heraus getrieben wird, welche aber doch, weil der Kopf die Scheide anfüllet, nicht alle ausfliessen können.

A Die etwas zusammen gezogene und dicker gewordene Mutter, weil ein Theil der Wasser vor das Kind getretten, oder bereits ausgeflossen ist.

BB Die obern Theile der Darmbeine.
C Der untere Theil des Mastdarms.
DD Die vom Kopf des Kindes weit ausgedehnte Scheide.
EE Der völlig eröffnete innere Muttermund.
F Ein Stück vom Mutterkuchen.
GG Die Häutlein.
HH Die breiten Mutterbänder.
II Die runden Mutterbänder, welche mit der Mutter nach oben zu ausgedehnet sind.

Nachdem nunmehr der Scheitel des Kindes unten, am untern Theil des rechten Hüftbeines, und der breite Theil des Kopfes am engen und untern Theil des Beckens stehet: so wird das Vorderhaupt durch die Gewalt der Schmerzen nach und nach rückwärts getrieben, und wenn es weiter herunter tritt, so kommt der Scheitel nebst dem Hinterhaupt unter der Schamgegend hervor, wie in der folgenden Tafel. Hieraus können wir lernen, wieviel daran gelegen seye, daß man wisse, der Raum am Rand des Beckens seye von einer Seite zur andern weiter, als von hinten nach vornen, und das Vorderhaupt des Kindes stehe weiter vom Hinterhaupt ab, als ein Ohr vom andern.

S. im I. Theil des I. Buchs, 1. Cap. im 3. und 4. Abschnitt. Wie auch des III. Buchs 3 Cap. im 3. und 4. Absch. No. 3. und des II. Theils 14. Sammlung.

TABVLA DECIMA QVARTA

Monstrat inter partes eadem ratione ac XII. in Tabula dissectas repraesentatasque, *Sinciput Foetus* ipso sub progressu inferiora versus, a situ quem praecedenti in Tabula habebat, retro ad *Os sacrum* versum, *Occiput* vero subter *Pubem*, ita, vt angustior capitis pars, in arctiori Peluis parte, hoc est, inter inferiores *Ossium Ischicorum* partes haereat. Notandum hinc est, quod, licet distantia inter partes inferiores modo dictorum ossium eadem fere sit, ac illa quae Coccygem inter et Pubem est; Occiput tamen Foetus, vbi ad inferiorem partem vtriusque Ossis Ischii descendit, ob Peluis Cauitatem, anterius non adeo profundam, ac quidem ad latera est, infra Pubem prodeat; atque hinc idem illud fit, quod futurum esset, si Peluis posterius majoris, quam ab vno latere alterum versus, esset capacitatis; accedit huc quod ipsum etiam Caput, dum *Coccygem* retroagit, *externas vero partes* majoris instar tumoris propellit, ampliorem etiam reddat cauitatem; id quod sequenti Tabula pluribus ostendetur.

Vid. Vol. I. II. loca praecedenti in Tabula citata.

A *Vterus* post aquarum effluxum contractus *Foetumque* arctius cingens.
BCD *Lumborum Vertebrae, Os sacrum* atque *Coccygis.*
E *Anus.*
F Sinistra *Coxa.*
G *Perinaeum.*
H *Os externum* dilatari incipiens.

I *Os Pubis* sinistri lateris.
K Residua *Vesicae* pars.
L *Oris Vteri* pars posterior.

Die Vierzehende Tafel

Zeiget bey der nämlichen Vorstellung der Theile wie in der XII. Tafel, daß das Vorderhaupt des Kindes, wenn es nach unten fortrucket, die Lage so es in der vorigen Tafel gehabt ändere, und sich nach hintenzu gegen das Heilige Bein kehre, da denn das Hinterhaupt unter der Gegend um die Scham zu stehen kommet, so, daß sich der schmale Theil des Kopfes, im engen Theil des Beckens, das ist, zwischen den untern Theilen der Hüfftbeine befindet. Dabey ist nun zu merken, daß obgleich der Raum zwischen erstgemelden Beinen und zwischen dem Schwanzbein und Schambein fast von einerley Weite seye, sich doch das Hinterhaupt des Kindes, wenn es an den untern Theil jedes Hüftbeines kommet, weil die Höle des Beckens vornen enger als an den Seiten ist, unter der Schamgegend heraus begebe; da denn eben das geschiehet, was geschehen würde, wenn das Becken von hinten nach vornen weiter, als von einer Seite zur andern wäre, indem der Kopf wenn er das Schwanzbein zurück, und die äussern Theile gleich einer Geschwulst heraus treibet, die Höle eben auch weiter machet, wie in der folgenden Tafel umständlich gezeiget wird.

S. die bey voriger Tafel angeführte Orte des I. u. II. Theiles.

A Die, nach ausgeloffenen Wassern, enge um das Kind zusamgezogene Mutter.
BCD Die Wirbelbeiner der Lenden, das Heilige Bein und das Schwanzbein.
E Der After.
F Die linke Hüfte.
G Die Gesäsnath.
H Die äussere Mündung, so sich zu öffnen anfängt.
I Das Schambein der linken Seite.
K Der Rest der Blase.
L Der hindere Theil des Muttermundes.

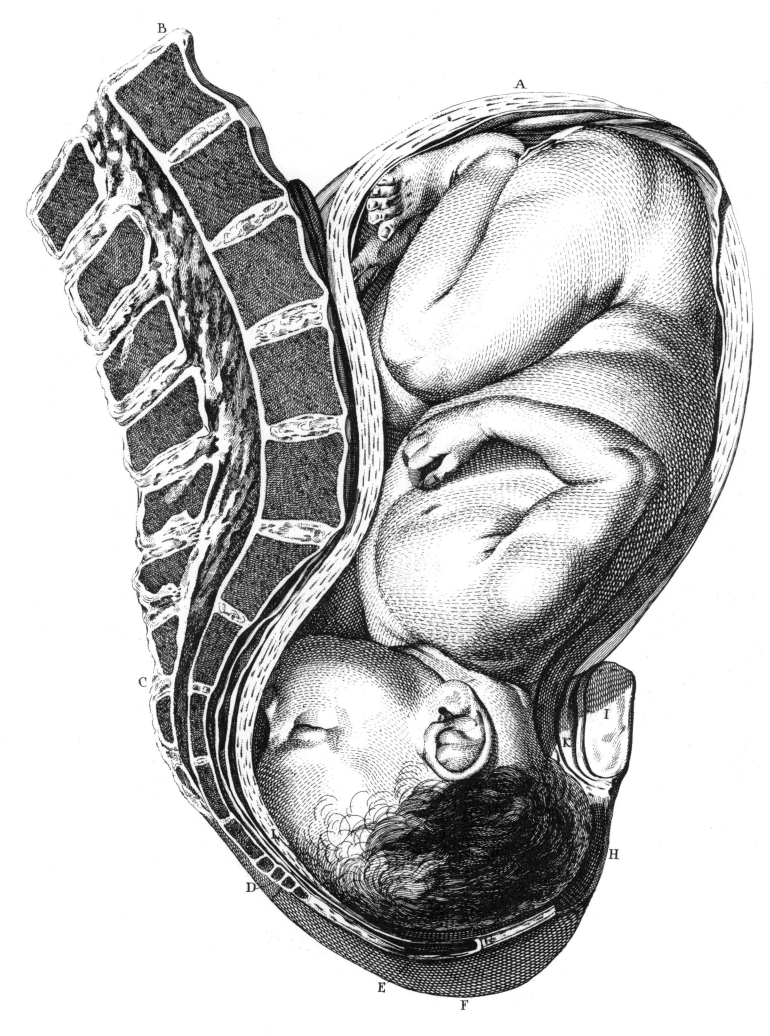

TAB. XIV.

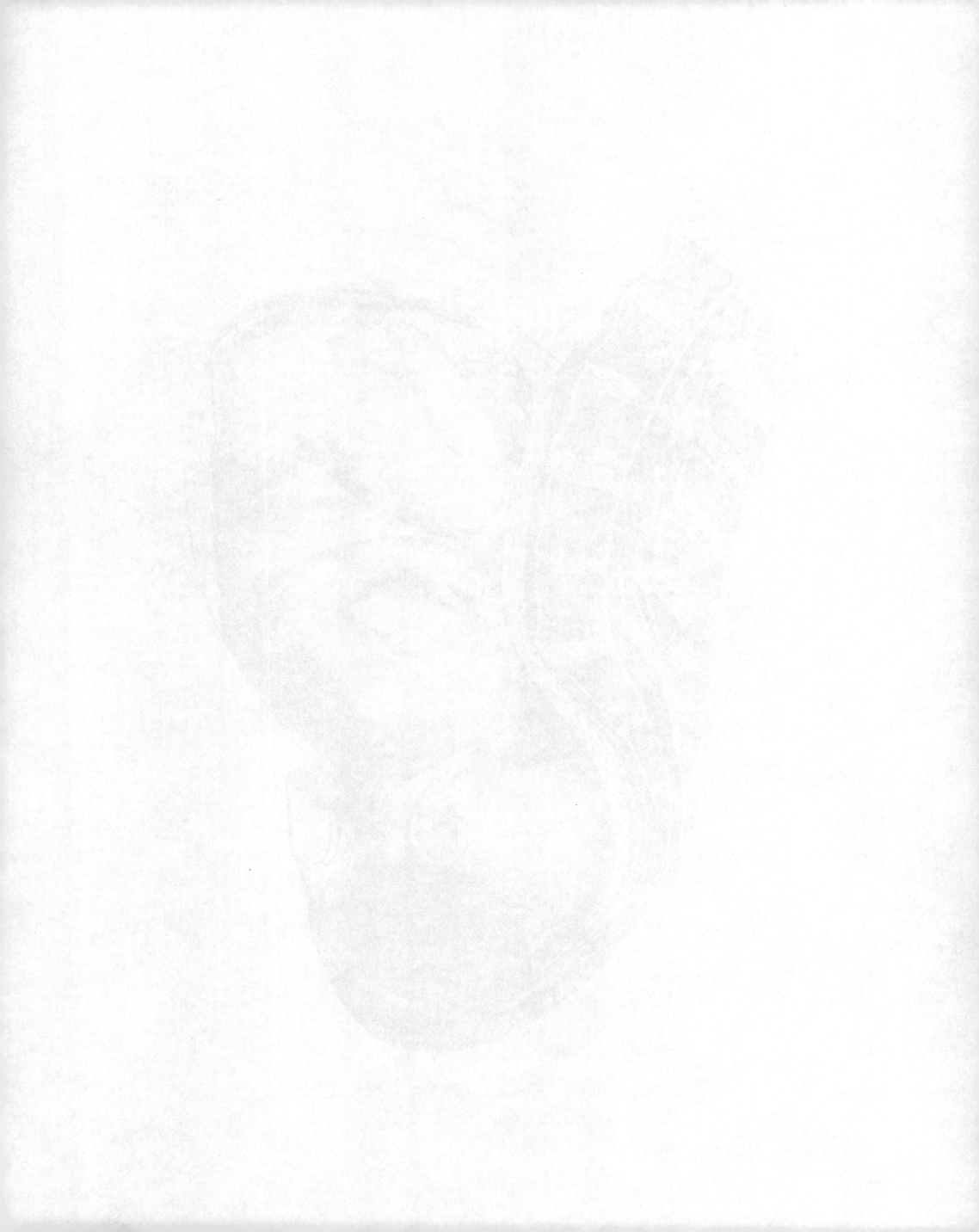

TAB. XV.

# TABVLA DECIMA QVINTA

Ostensuri sumus, quem in modum *Perinaeum externaeque partes Primiparae*, vbi jam Partus Negotium ad finem properat, a capite Foetus expandantur.

A *Abdomen.*
B *Labia Pudendi.*
C *Clitoris* ejusque *Praeputium.*
D *Cutis* Foetus *capillata* circa *Verticem*, duriores ob labores, *tumefacta*, atque ex Ore externo *prominens.*

EF *Perinaeum* atque *Anus* tumoris instar a capite Foetus *expansa.*

GG *Partes* Tubera Ossium Ischiorum *tegentes.*

H *Pars* Os Coccygis *tegens.*

In hac icone *Perinaeum* ad binos pollices vltra naturalem sui longitudinem, vel altero tanto amplius expansum est; vbi vero *Os externum* a *Foetus* capite adeo est dilatatum, vt hoc ipsum prodire possit, extenditur *Perinaeum* vtplurimum ad trium et nonnunquam ad quatuor pollicum longitudinem. *Anus* quoque pollicem sit longior et partes, ipsum inter Coccygemque sitae, valde distenduntur. Docent haec juniorem Practicum, vt hoc tempore sibi caueat ne partum praecipitet, potiusque expectet, donec partes sensim sensimque dilatentur, quum ob laborum violentiam, periculum sit, ne citiore capitis enixu partes lacerentur. Hinc *Perinaeum* palma Operatoris est reprimendum, ne caput prius prodeat, quam *Os externum* sufficienter sit dilatatum; sed id ipsum potius absque *Freni*, partiumque illud inter anumque sitarum, atque hoc tempore valde tenuium, dilaceratione promoueatur.

Vid. Vol. I. Lib. III. Cap. 2. Sect. 2. Cap. 3. Sect. 4. No. 1. nec non Lib. IV. Cap. 1. Sect. 1. vt et Vol. II. Coll. 14. 24. Vol. III. Coll. 40.

Die Funfzehende Tafel

Soll vornehmlich zeigen, wie der Raum zwischen der Mündung der Scheide und der After, oder wie die Gesäsnath nebst den äussern Theilen, bey einer Frauen so das erstemal schwanger ist, wenn es mit der Geburt zu Ende gehet, von des Kindes Kopf ausgedehnet werde.

A Der Bauch.
B Die Schamlippen.
C Die weibliche Ruthe, mit ihrer Vorhaut.
D Die haarige Kopfhaut des Kindes, wie sie bey einer harten Geburt am Scheitel aufschwillt, und durch die äussere Mündung hervorgetrieben wird.

EF Die Gesäsnath nebst dem After von dem Kopf des Kindes so stark ausgedehnet, daß sie eine starke Geschwulst vorstellen.

GG Die Theile so die Erhöhungen der Hüfftbeine bedecken.

H Der Theil so das Schwanzbein bedeckt.

Die Gesäsnath ist um zwey Zoll, oder zweymal mehr als in seiner natürlichen Beschaffenheit, in dieser Figur ausgedehnet; wenn aber die äussere Mündung von dem Kopf des Kindes so sehr erweitert ist, daß solches gebohren werden kan, so wird das Mittelfleisch insgemein drey, ja manchmalen vier Zoll weit ausgedehnet: Der After ist ebenfals um einen Zoll verlängert, und so sind auch die zwischen ihm und dem Schwanzbein befindlichen Theile stark ausgedehnet. Alles dieses soll einen jungen Practicum vorsichtig machen, daß er sich zu dieser Zeit in Beförderung der Geburt nicht übereile, sondern warte, und die Theile nach und nach ausdehnen lasse, weil durch die starken Schmerzen, wenn man die Geburt des Kopfes vom Kind befördern wollte, die Theile zerrissen werden könten. Daher soll der Operateur, die Gesäsnath mit seiner flachen Hand zuruckhalten, damit der Kopf nicht weiter rucke, ehe und bevor die äussere Mündung genugsam erweitert ist, und solcher ohne Zerreißung des Lippenbandes und der zwischen selbigem und dem After befindlichen Theile, welche zu dieser Zeit sehr dünne sind, gebohren werde.

S. des I. Theils III. B. 2. Cap. im 2. Absch. 3. Cap. im 4. Absch. No. 1. und des IV. B. 1. Cap. im 1. Absch. Wie auch im II. Theil die 14. und 24. Samml., und im III. Theil die 40. Samml.

E

TABVLA DECIMA SEXTA

Tresque sequentes ostendunt, qua ratione *Caput Foetus* ope *Forcipis*, tanquam manibus arte factis, extrahatur, si ob Matris Foetusue conseruationem eandem adhibere necesse sit. Repraesentatur hac in Tabula *Caput in Peluim dolorum vi adactum*, situ quem antea in Tabula XII. habuit mutato.

AABC *Lumborum Vertebrae, Os sacrum, Os Coccygis.*

D *Os Pubis* sinistri lateris.
E *Residua Vesicae* pars.
FF *Intestinum Rectum.*
GGG *Vterus.*
H *Mons Veneris.*
I *Clitoris* cum sinistra *Nympha.*
X *Corpus cauernosum* Clitoridis.
V *Meatus vrinarius.*
K *Sinistrum* Pudendi *Labium.*
L *Anus.*
N *Perinaeum.*
PQ *Sinistra Coxa* ejusdemque lateris *Crus.*
R *Cutis partesque musculosae* Lumborum.

Incumbere potest Parturiens, hoc in casu, vt Tabula haec ostendit, lateri, sic, vt natibus laterali vel infimae lecti parti innitatur, cruribus abdomen versus retractis, inter quae puluinus est ponendus, reliquae vero partes caute similiter sunt tegendae, vt contra externum aerem muniantur. Si capillata cutis Foetus adeo intumuerit, vt caput ex *Suturis*, ceu vigesima prima in Tabula, dignosci nequeat; vel si, inserto inter infantis caput et Os pubis digito, auris posteriorue colli pars vix tangi possit, dilatari sub ipsis doloribus sensim sensimque debet Operatoris digitis, lardo vnctis, *externum Os*, donec tota intus in *Vaginam* manus dari, atque nonnihil expansa, posteriorem *Peluis* partem inter *Caputque* infantis, dimitti possit. Hoc vero, quantum fieri potest, sursum repellendum est, quo digiti inferi atque auris posteriorque colli pars tactu explorari queant. Cognito capitis situ, extrahere debet Chirurgus manum expectareque donec videat, vtrum distentio partium dolores redintegret augeatue, vtrumque exin manui in *Peluin* demittendae amplius concedatur spatium. Hoc si minus eueniat, digiti rursus, vt antea, sunt inserendi alterumque forcipis brachium, lardo vnctum, sub manu digitisue demittendum atque sinistrae infantis auri injiciendum, quemadmodum ipsa Tabula commonstrat. Vbi vero *Peluis* male conformata superiorque *Ossis sacri* pars antrorsum prominet, sincipitque hinc nonnihil retro pelli nequit, quo auris ab ea *Peluis* parte dimoueatur, quae impedimento est, quo minus extremum forcipis vltra eam demittatur; tunc brachium forcipis pone aurem prope os prominens est inserendum. Demissa tum manus educi eademque injecti brachii manubrium apprehendi et, quantum quidem ob *Perinaeum* licet; retro duci debet, dumque hoc fit, alterius manus digiti *Ori Vteri* a dextro *Pubis* latere sunt admouendi, alterumque brachium, sic vt alteri exacte sit oppositum, est injiciendum. Hoc facto atque apprehensis inuicemque junctis manubriis, semper fere vbi dolores vrgent, inferiora versus caput sensimque est attrahendum, donec *Vertex*, quemadmodum in Tabula hac cernitur, prope inferiorem sinistri *Ossis Ischii* partem, vel infra illam haereat. Quum vero jam latior capitis pars, angustiorem *Peluis* partem intrarit, atque inter *Tubera Ossium Ischiorum* sit collocata, sic caput est conuertendum, vt a sinistro *Osse Ischio* dimoueatur atque infra Pubem prodeat, sinciput vero retro in concauam *Ossis Sacri* atque *Coccygis* partem deuoluatur, vt ex XVII. Tabula patet, dein vero, vt XVIII. et XIX. est educendum. Quodsi autem, ob *capitis magnitudinem* vel *Peluis angustiam*, sine multa vi id ipsum vix fieri queat, manubria forcipis taenia, vt in Tabula videmus, sunt colligenda, ne dimoueri queant, dum Parturiens in dorsum conuertitur, vt XXIV. in Tabula, qui situs pro extrahendo capite, quam decubitus in latus, aptior est.

Monstrat hac Tabula esse manubria forcipis, quantum quidem *Os externum* permittit, retrorsum dirigenda, ita vt lineam describant rectam, quam ab Ore externo, medium inter *Vmbilicum* et *Scrobiculum Cordis* spatium versus ductam esse, mente concipimus. Vbi Forceps auribus capitisque lateribus injicitur, distant brachia ipsius propius ab inuicem fortiusque trahunt, nec tam profundas, ac in *Occipitis Frontisque Ossibus*, relinquunt impressiones.

Vid. Vol. I. Lib. III. Cap. 3. Sect. 1. ad 6. nec non Vol. II. Coll. 25, 26, 27 & 29.

Die Sechzehende Tafel

Zeiget nebst den drey folgenden wie man dem Kopf des Kindes mit der Zange, als mit künstlichen Händen, zu Hülffe kommen solle, wenn es so wohl zur Sicherheit der Mutter als des Kindes nöthig ist, sich derselben zu bedienen. In dieser Tafel ist der Kopf so vorgestellet, als ob er die in der vorigen XII. Tafel gehabte Lage verändert hätte, und in das Becken durch die Wehen getrieben worden wäre.

AABC Die Wirbelbeiner der Lenden, das Heilige Bein und das Schwanzbein.
D Das Schambein der linken Seite.
E Der Rest der Blase.
FF Der Mastdarm.
GGG Die Mutter.
H Der Venusberg.
I Die weibliche Ruthe mit der linken Nymphe.
X Der schwammichte Körper der weiblichen Ruthe.
V Der Harngang.
K Die linke Schamlippe.
L Der After.
N Das Mittelfleisch, oder die Gesäsnath.
PQ Die linke Hüffte nebst dem Schenkel.
R Die Haut nebst dem musculösen Theil der Lenden.

Die Kreissende kan in diesem Fall, wie die Tafel zeiget, auf der Seite liegen, so daß ihr Gesäße auf der Seite oder dem Fus des Bettes seine Lage habe, und ihre Knie müssen nach dem Bauch zu gezogen werden, zwischen welche man ein Küssen leget, und zugleich dafür sorget, daß die Theile durch gehörige Bedeckung gegen die äussere Luft verwahret werden. Wenn die Haarhaut des Kopfes vom Kind so geschwollen ist, daß die Lage des Kopfes durch die Nathen nicht erkennet werden kan, wie in der XXI. Tafel zu sehen, oder wenn man durch den auf die Gegend der Scham eingebrachten Finger, das Ohr, oder den hintern Theil des Halses nicht fühlen kan: so mus die äussere Mündung, währender Wehen, vermittelst der mit Speck eingesalbten Finger des Operateurs, nach und nach erweitert werden, bis die ganze Hand in die Scheide gebracht, und flach aufwärts, zwischen den Hintern Theil des Beckens und den Kopf des Kindes geschoben werden kan. Letzteren mus man sodenn, so viel möglich in die Höhe heben, um Platz zu bekommen, daß man mit den Fingern ein Ohr und den hintern Theil des Halses befühlen könne. Hat man nun auf diese Weise die Lage des Kopfes eckennet, so mus der Operateur seine Hand heraus ziehen, und warten, um zu sehen, ob durch diese Erweiterung der Theile die Wehen verneuert oder vermehret werden, und der Kopf dadurch mehr Raum bekomme um in das Becken einzurucken. Geschiehet aber solches nicht, so müssen die Finger wieder wie vorher eingebracht werden, und hernach schiebt man eines von den Blättern der Zange, so mit Speck bestrichen worden, längst der innern Seite der Hand oder der Finger, am linken Ohr des Kindes hinein, wie in der Tafel vorgestellet worden. Ist aber das Becken unförmlich, und stehet der obere Theil des Heiligen Beines zu sehr vorwärts, so, daß daher das Vorderhaupt des Kindes nicht ein wenig ruckwärts geschoben werden kan, um das Ohr von demjenigen Theil des Beckens wegzubringen, welcher hindert daß das Ende der Zange nicht darüber hingebracht werden kan, so mus in diesem Fall das Blat längst den hintern Theil des Ohres, an der Seite des hervorstehenden Knochens hinein geschoben werden. Hierauf mus man die hineingebrachte Hand heraus ziehen, und mit solcher die Handhabe des hineingeschobenen Blates so weit ruckwärts halten, als es die Gesäsnath erlauben will, unterdessen aber bringt man die Finger der andern Hand bis an den Muttermund an der rechten Seite der Scham, und leget das andere Blat, dem andern gerade gegenüber an. Wenn dieses geschehen, und die Blätter welche man vest hält mit einander vereiniget worden, mus man den Kopf immer mehr und mehr mit jeder Wehe hervorziehen bis der Scheitel, wie die Tafel zeiget, an den untern Theil des linken Hüftbeines, oder unter solchen gebracht worden. Nachdem nun also der breite Theil des Kopfes, in den engen Theil des Beckens zwischen die Erhöbungen der Hüftbeine eingerücket ist, so mus er unter der Scham vom linken Hüftbein hinweg gewendet werden, daß das Vorderhaupt ruckwärts gegen die hole Seite des Heiligen Beines und des Schwanzbeines, wie in der XVII. Tafel gekehret stehe, sodenn aber ziehet man den Kopf wie in der XVIII. und XIX. Tafel heraus. Findet man aber daß man hiezu viel Gewalt brauchen müsse, weil der Kopf gros, oder das Becken enge ist, so müssen die Handhaben der Zange mit einem Band, wie die Tafel zeiget, zusammen gebunden werden, damit sich die Lage derselben nicht verändere, die Frau aber läßt man auf den Rucken liegen, wie in der Erklärung der XXIV. Tafel gemeldet wird, da denn der Kopf bequemer wird herausgebracht werden, als wenn sie auf der Seite lieget.

Es zeiget diese Tafel, daß die Handhaben der Zange so weit ruckwärts gehalten werden müssen, als es die äussere Mündung erlauben will, damit die Blätter in einer geraden Linie zu stehen kommen, welche man sich zwischen dieser Mündung und der Mitte des Raumes zwischen dem Nabel und der Herzgrube vorstellet. Wenn man die Zange längst den Ohren, und an den Seiten des Kopfes anleget, so sind die Blätter näher bey einander, auch halten sie besser, und machen keinen so starken Eindruck als wenn sie am Hinterhauptbein und am Stirnbein angeleget werden.

S. im I. Theil des III. B. 3. Cap. vom 1. Absch. bis zum 6. und im II. Theil die 25, 26, 27 und 29 Sammlung.

TAB. XVI.

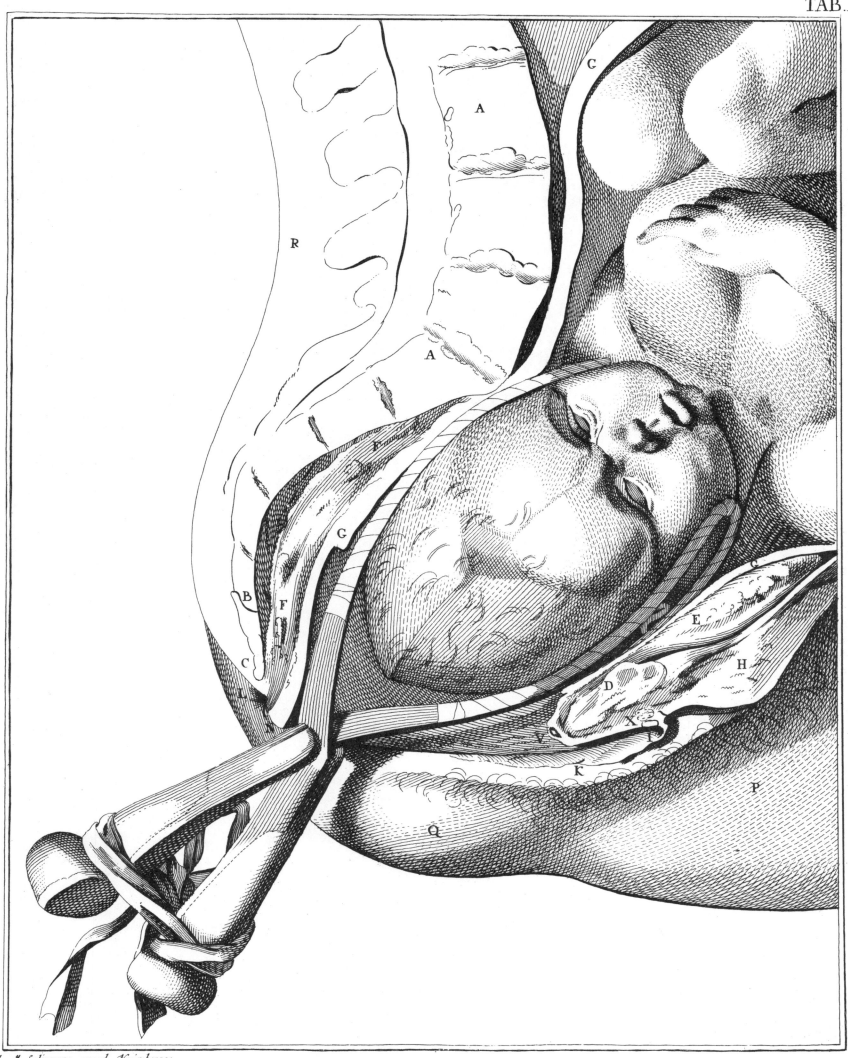

J. M. Seligmann excud. Norimbergae.

TAB. XVII.

TABVLA DECIMA SEPTIMA

Delineationem exhibet earundem partium, quas in praecedenti vidimus, caput vero *Foetus* ope forcipis magis inferiora versus est protractum eaque ratione collocatum, vt situ, quem praecedenti in Tabula habuerat, mutato, is ejus jam sit positus, in quo alias naturaliter ipsos per dolores propellitur, id quod et hic, ante vsum forcipis, factum fuisse, ponere possumus: forcipis namque vsus illis tantum in casibus, quos prima in parte adduximus, sit necessarius.

Clarius nunc, hac ex icone, patet, quae forcipis, angustiori capitis parti prope aures injectae, sit positio. Cernimus porro *Verticem* a sinistro *Osse Ischio*, cui fortiter apprimebatur, dimotum, facile jam sub *Pube* prodeuntem; sinciput vero quod ad mediam partem dextri *Ossis Ischii* erat adactum, sic jam est conuersum vt in cauitate illa haereat, quam *Os sacrum* cum *Osse Coccygis* format. Atque sic angustior capitis pars inter *Ossa Ischia*, siue in angustiore *Peluis* spatio est collocata; quum itaque *Occiput* sub *Pube* prodeat, ipsum etiam caput facilius semper est proditurum. Quodsi vero *Caput* jam eo vsque in *Peluim* descenderit, ipsa vero illius positio ope suturarum dignosci nequeat, explorari vtplurimum potest, si *Occiput* inter *Pubemque*, vel alterum *Inguen* versus, digitus inseratur, atque posterior colli pars ipsius *Foetus* eodem tangatur. Vbi vero caput adeo fuerit compressum, vt oblongioris sit formae, ceu XXI. monstrat Tabula, situmque suum durantibus aliquot horis non mutarit, sola autem dolorum ope partus negotium perfici nequiuerit; ad seruandum *Foetum*, forceps est adhibenda, licet foemina ipsa in nullo versetur periculo.

Monstrat porro Tabula haecce, manubria forcipis retro semper, *Perinaeum* versus, esse dirigenda, ita, vt, hoc in situ, cum superiore *Ossis sacri* parte, rectam describant lineam; vbi vero, capite altius haerente, magis retrorsum mouentur, recta *Scrobiculum Cordis* versus spectabunt. Si forceps, capite sic collocato, fuerit injiciendus, faciliori id perficietur negotio, si parturiens, vt XXIV. in Tabula, supina cubet. Neque hic manubriorum necessaria est colligatio, fieri enim id tantum debet, ne dimoueantur, si foemina lateri incumbens in tergum conuertitur.

Quum variis in casibus longiore, sursumque versus incurua forcipe, ad educendum caput vsus sim, si corpus, vti XXXV. in Tabula prius prodierit: eandem hic punctis delineandam curaui. Adhibere illam, aeque ac alteram, difficili in partu possumus; habet tamen vsus ipsius plus difficultatis.

Quum plurimae hujus Tabulae partes iisdem litteris, ac in antecedenti, sint signatae, illarum explicatio huc etiam quadrat; addenda tamen sunt quae sequuntur:
LM *Anus*.
MN *Perinaeum*.
O communia *Abdominis Integumenta*.
R Breuior Forceps.
S Longior atque incurua Forceps: prior vndecim, posterior duodecim pollices cum dimidio longitudine aequat, atque hanc longitudinem, factis variis mutationibus, sufficere inueni; attamen eandem quilibet pro lubitu poterit immutare. *Vide* Tabulam XXXVII.

Die Siebenzehende Tafel

Stellet mit blosen Linien eben dasjenige vor, was wir auf der vorhergehenden gesehen; der Kopf des Kindes aber ist vermittelst der Zange weiter herunter, und aus der Lage welche er in voriger Tafel hatte, in diejenige gebracht worden, in welcher er sonst natürlicher Weise durch die Wehen heraus getrieben wird: wie wir denn auch annehmen können, daß solches hier geschehen seye, ehe es nöthig gewesen die Zange zu gebrauchen, als deren Gebrauch nur erst durch die verschiedenen Fälle, so im ersten Theil angeführet worden, nothwendig gemachet wird.

In dieser Vorstellung wird die Lage der Zange längst den Ohren und dem schmalen Theil des Kopfes noch deutlicher gezeiget. Man siehet auch, daß wenn der Scheitel vom linken Hüfftbein, woran er dichte anstund, hinweggebracht worden ist, selbiger nunmehr frey seye, und unter der Scham herauskomme; das Vorderhaupt aber, welches an die Mitte des rechten Hüfftbeines angedrückt gewesen, ist nun gegen die Höle des Heiligen Beines und des Schwanzbeines gekehret. Auf diese Weise stehet jezt der schmale Theil des Kopfes zwischen den Hüftbeinen, oder im engeren Theil des Beckens; da nun also das Hinterhaupt unter der Scham hervorkommet, so rucket der Kopf allezeit leichter hervor. Ist aber der Kopf so weit in das Becken herunter gekommen, und kan man die Lage desselben vermittelst der Nathen nicht erkennen; läßt sich solche insgemein dadurch erforschen, wenn man zwischen das Hinterhaupt und die Scham, oder nach einer der Leisten zu, einen Finger hinein bringet, und nach dem hintern Theil des Halses vom Kind fühlet. Ist der Kopf so zusammengedrucket, daß er eine länglichte Form hat, wie in der XXI. Tafel; ist er auch etliche Stunden lang in dieser Lage geblieben, ohne daß die Wehen hinlänglich genug gewesen wären die Geburt zu Ende zu bringen; mus man, um das Kind zu erhalten, die Zange zu Hülffe nehmen, sollte es auch gleich mit der Frauen keine Gefahr haben. Stünde aber der Kopf hoch im Becken, wie in der vorigen Tafel, soll die Zange, ausser dem höchsten Nothfall, nicht gebrauchet werden.

Es zeiget auch diese Tafel ferner, daß die Handheben der Zange beständig ruckwärts, nach der Gesäsnath sollen gehalten werden, so, daß sie in dieser Lage mit dem obern Theil des Heiligen Beines in einer geraden Linie stehen, und wenn man sie, weil der Kopf noch höher droben ist, noch mehr ruckwärts hält, werden sie mit der Herzgrube in gerader Linie seyn. Legt man die Zange an, wenn der Kopf diese Lage hat, so kan man sie leichter hinein bringen, wenn die Gebährende, wie in der XXIV. Tafel auf dem Rucken lieget. Auch ist es nicht nöthig die Handhaben zu binden, weil solches nur zu dem Ende geschiehet, daß sie sich nicht verrucken, wenn man die Frau von der Seite auf den Rucken wendet.

Da ich in verschiedenen Fällen eine längere Art einer Zange, welche aufwärts gekrümmet ist, den Kopf heraus zu bringen, sehr dienlich gefunden, wenn der Leib, wie in der XXXV Tafel zu erst gekommen: als ist solche hier durch punctirte Linien vorgestellet worden. Man kan sich derselben bey schweren Geburten ebenfalls, so wohl als der andern bedienen, doch ist sie nicht so bequem zu regieren.

Weil die meisten Theile dieser Tafel mit eben den Buchstaben wie auf der vorigen bezeichnet sind: so kan jener Beschreibung auch hier dienen, doch ist folgendes noch hinzu zu setzen:
LM Der After.
MN Die Gesäsnath.
O Die gemeinen Bedeckungen des Unterleibs.
R Die kurze Zange.
S Die lange gekrümmte Zange. Erstere ist bey eilf, letztere aber zwölf und einen halben Zoll lang, und diese Länge habe ich nach vielen Veränderungen für hinreichend befunden; doch hat sich hiernach niemand zu richten, und jeder kan dieses Maas nach Belieben ändern.

TABVLA DECIMA OCTAVA

Easdem sistit partes, eadem ratione dissectas, atque inter illas caput *Foetus* pristino situ, vlterius forcipis ope, quam praecedenti in Tabula, extractum: *Os* namque *externum* vteri magis nunc est dilatatum; *Occiput* jam subter *Pubem* prodiit, *Sinciput* vero sub *Coccyge* haeret, hinc autem *Anus* atque *Perinaeum* ea distentuntur ratione, vt, aeque ac XV. in Tabula, tumeant.

Si caput eo vsque prodierit, medicus caute trahere debet, ne partes disrumpantur. Vrgentibus doloribus, *Sinciput* promoueri potest, si insertis sub *Coccyge* digitis, externae illius partes leniter premantur; educitur tunc etiam forceps, atque dein expectare oportet, donec *Os externum* ipso a Capite magis magisque dilatetur, quam dilatationem, praeter dolores, digiti etiam juare debent. Quodsi tamen dolores minus vrgeant, forcipis vsus porro etiam est necessarius. Partium descriptionem XVI. Tabulae sistit explicatio. Indicatur hic per litteras S T sinistra *Oris vterini* pars. Punctorum series situm monstrat ossium, ex quibus dextra *Peluis* pars componitur, atque exemplo esse potest, ad reliquas a latere factas repraesentationes adhibendo.

V. Vol. I. Lib. III. Cap. 3.

Die Achtzehende Tafel

Zeiget bey der nämlichen Vorstellung der auf vorige Weise durchschnittenen Theile, den Kopf des Kindes in voriger Lage, welcher aber vermittelst der Zange weiter herab gebracht worden ist, als in der vorhergehenden Tafel: denn hier ist der äussere Muttermund mehr geöffnet; das Hinterhaupt ist mehr unter dem Schambein hervorgerücket, und das Vorderhaupt stehet unter dem Schwanzbein, wodurch denn der After so wohl als die Gesäsnath so ausgedehnet werden, daß sie, wie in der XV. Tafel, eine starcke Geschwulst vorstellen.

Wenn der Kopf so weit hervorgerücket ist; so soll der Operateur mit vieler Vorsicht ziehen, aus Furcht es mögten sonst die Theile zerrissen werden. Sind die Wehen starck genug, kan man dem Vorderhaupt mit den Fingern helfen, indem man gegen solches an den äussern Theilen, unter dem Schwanzbein, gelinde drucket; zu gleicher Zeit nimmt man die Zange weg, und läßt den äusseren Muttermund nach und nach, immer mehr und mehr, durch den Kopf ausdehnen, wozu so wohl die Krafft der Wehen, als auch die Finger das ihrige beytragen müssen. Wären aber jene zu schwach und nicht hinlänglich genug, nus man fortfahren sich der Zange zu bedienen. Die Beschreibung der Theile kan in der Beschreibung der XVI. Tafel nachgesehen werden. In gegenwärtiger wird durch S T die linke Seite des Muttermundes angezeiget. Die punctirten Linien weisen die Lage der Beine der rechten Seite des Beckens, und können zu allen Vorstellungen von der Seite, zum Muster dienen.

S. im I. Theil des III. Buchs 3. Capitel.

TAB. XVIII.

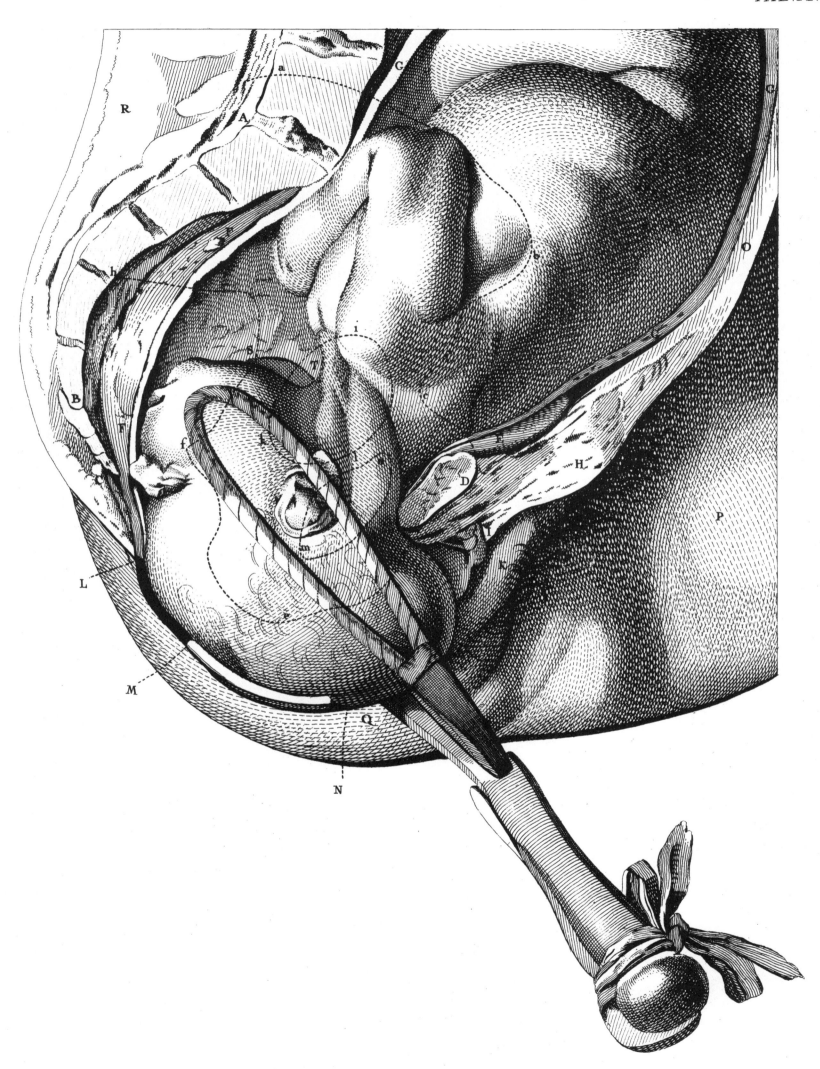

I. M. Seligmann excud. Norimbergæ.

TAB. XIX.

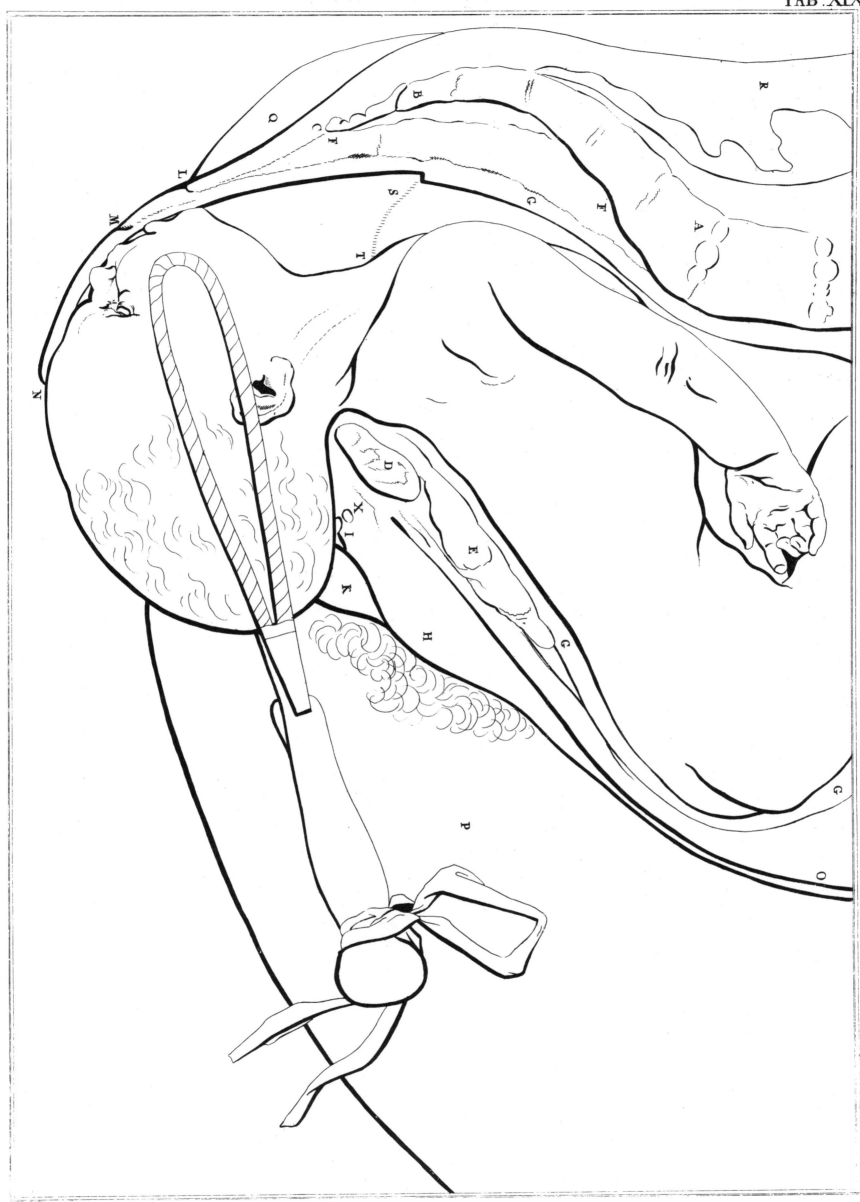

TABVLA DECIMA NONA

Refert solam delineationem earundem partium, nec non *Peluis* eadem ratione dissectae; sed oftendit illa infuper, prodire, fub *Offibus Pubis*, *Occiput Foetus*, fi externae partes cum *Ore externo* fuerint dilatatae, defcribereque circa illa, ac circa axim, dimidium fere circulum, quum pofterior colli pars circa eadem flectatur; vertuntur tunc fuperiora verfus finciput atque facies, partes vero *Coccygem* inter *Osque externum*, valde extenduntur. Atque haec eft ratio, qua natura in dilatandis partibus hifce vti fueuit, quam quum nunquam non imitari debeamus, eadem funt agenda, fi caput forcipe fuerit educendum.

Quod ad explicationem citataque loca attinet, tres praecedentes conferri poffunt Tabulae.

Die Neunzehende Tafel

Soll bey der nämlichen Vorstellung, und bey eben dem Durchschnitt des Beckens, durch bloße Linien zeigen, daß, wenn die äußern Theile ausgedehnet sind, der äußere Muttermund aber erweitert ist, sich das Hinterhaupt des Kindes unter den Schambeinen heraus begebe, und um dieselbe wie um eine Achse einen halben Kreis beschreibe, indem sich der hintere Theil des Halses um solche herum beweget, da denn zugleich das Vorderhaupt und das Gesicht sich aufwarts kehren, und die zwischen dem Schambein und der äußeren Mündung befindliche Theile stark ausdehnen. So aber pfleget die Natur diese Theile in der Geburt auszudehnen, da wir nun derselben allezeit nachahmen sollen, so müssen wir es eben so machen, wenn es nöthig ist, dem Kopf mit der Zange zu helffen.

In Ansehung der Beschreibung, und der angeführten Stellen, können hier die drey vorhergehenden Tafeln nachgesehen werden.

TABVLA VIGESIMA

Sistit partes dextri lateris eadem ratione dissectas; caput vero *Foetus* hic contrarium habet situm, ab illo praecedentium trium iconum prorsus diuersum: *Vertex* namque *Ossis sacri* occupat cavitatem, sinciput vero *Pubem* versus spectat.

AB *Lumborum Vertebrae*, *Os sacrum*, *Os coccygis*.

C *Os Pubis* dextri lateris.
D *Anus*.
E *Os externum* nondum dilatatum.

F *Nympha*.
G *Labium* dextrum.
H *Coxa* cum parte *Femoris*.
II *Vterus*, quum aquae jam profluxerint, contractus.

Si Caput paruum, *Peluis* autem ampla fuerit, dilatabunt *Ossa parietalia* cum sincipite, hoc in casu, vrgentibus doloribus, sensim *Os externum*, partes vero hoc inter *Coccygemque* sitas distendent, vt magnus hinc, ceu XV. in Tabula, oriatur tumor, donec facies infra *Pubem* prodeat, atque tunc caput facile sequetur. Sin hoc ipsum amplum fuerit, *Peluis* vero angustior, plus res habebit difficultatis, neque omni, respectu *Foetus*, caret periculo, ceu sequens docebit Tabula.

Vide Vol. I. Cap. 2. Lib. III. Cap. 3. Sect. 4. No. 3. Vol. II. Coll. 16. No. 2.

Die Zwanzigste Tafel

Stellet die Theile der rechten Seite auf gleiche Weise durchschnitten vor, und da hat der Kopf des Kindes eine ganz andere Lage, als in den drey vorhergehenden Figuren, indem hier der Scheitel in der Höle des Heiligen Beines sizet, und das Vorderhaupt gegen die Scham gekehret ist.

AB Die Wirbelbeiner der Lenden, das Heilige Bein und das Schwanzbein.

C Das Schambein der rechten Seite.
D Der After.
E Der noch nicht ausgedehnte äussere Muttermund.
F Die Nymphe.
G Die rechte Schamlippe.
H Die Hüfte nebst einem Theil des Schenkels.
II Die wegen ausgeflossener Wasser zusammengezogene Mutter.

Wenn der Kopf klein, das Becken aber weit ist, so werden, in diesem Fall, die Seitenbeine nebst dem Vorderhaupt, wenn die Wehen dazu kommen, den äussern Muttermund, und die zwischen ihm und dem Schwanzbein liegende Theile so ausdehnen, daß daher eine grosse Geschwulst entstehet, wie in der XV. Figur, bis das Gesicht unter der Scham hervorkommet, da denn der Kopf leichtlich folget. Ist er aber gros, und das Becken enge, so gehet es schwerer her, und das Kind ist nicht ausser Gefahr, wie folgende Tafel zeiget.

S. des I. Theils 2. Cap. des III. Buches, 3. Cap. 4. Abschn. No. 3. Des II. Theils 16. Samml. No. 2.

TAB. XX.

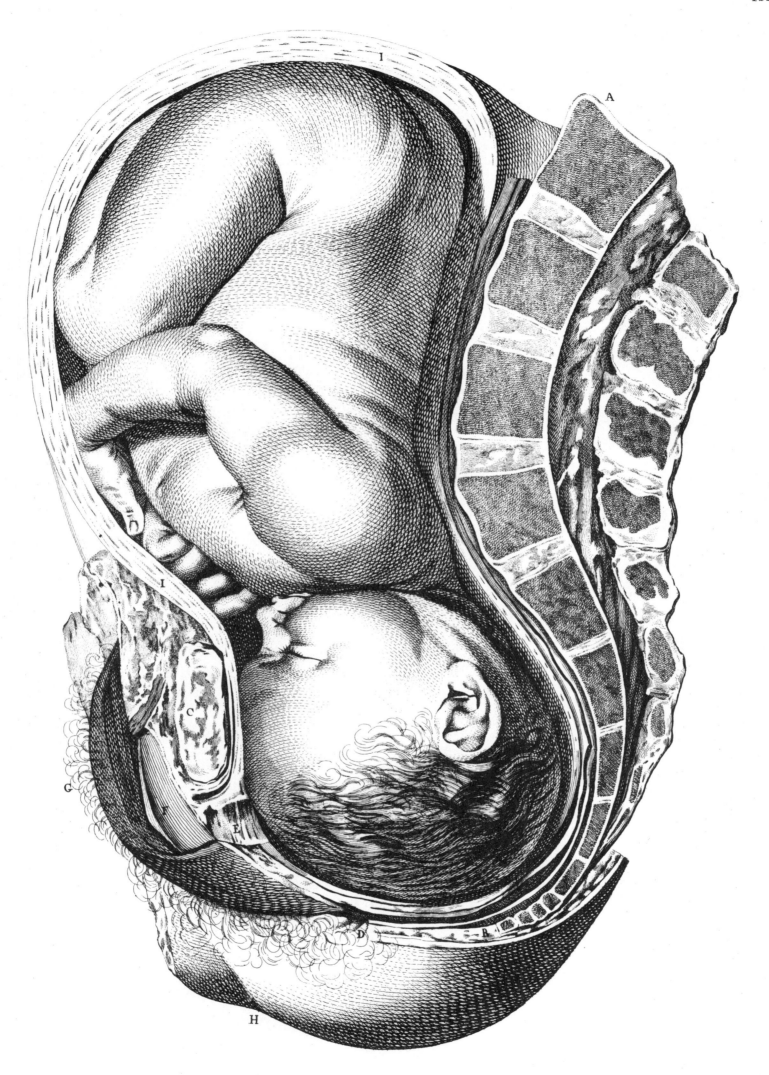

TAB. XXI.

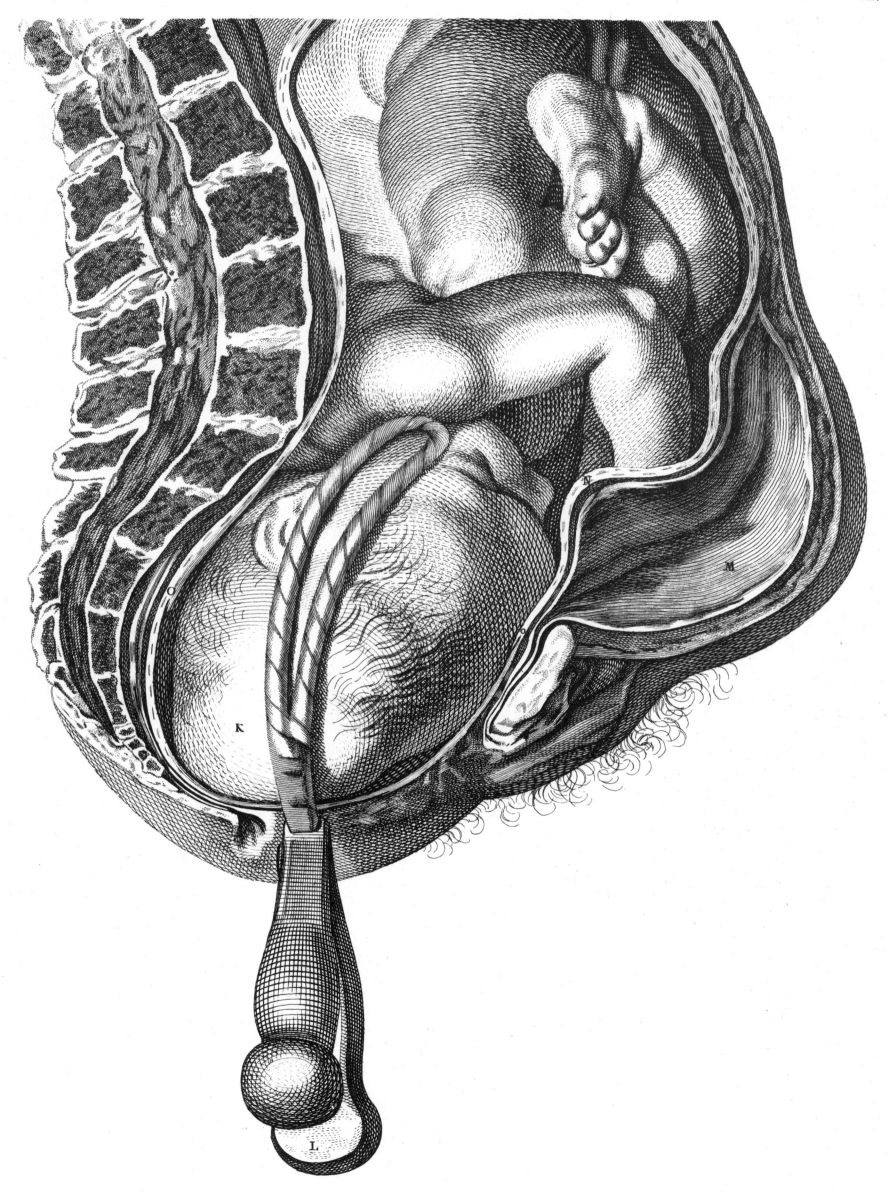

J. M. Seligmann excud. Norimbergæ.

TABVLA VIGESIMA PRIMA

Monstrat caput *Foetus* eadem ratione, ac praecedenti in Tabula, collocatum, quum vero multo sit majus, adeo dolorum vi est compressum, vt longiorem habeat formam, in *Vertice* vero. ob diuturniorem in *Pelui* moram tumorem contraxerit. Vbi Foetus neque dolorum vi excutitur, neque in pedes conuersus, his apprehensis comode educi potest; caput forcipe, ea ratione quam icon indicat, comprehendendum, ipsaque forceps altius dimittenda est. Quodsi tamen id ipsum, ob periculum ne *Perinaeum* atque *Intestinum rectum* foeminae dilacerentur, fieri nequeat; sinciput ita conuertendum est, vt *Os sacrum* spectet. Hoc vt magis commode peragatur, chirurgus vtraque manu forcipis manubria fortius comprehendere ipsumque caput, quantum quidem fieri potest, sursum repellere debet, quo sinciput in alterutrum conuertatur latus, atque adeo caput justum redigatur in situm, tum vero, vt XVI. in Tabula, educi poterit.

Vid. Vol. I. Lib. III. Cap. 3. Sect. 4. No. 2. Vol. II. Collect. 28; quod vero ad ipsam attinet partium descriptionem, praecedentem Tabulam; attamen quae sequuntur sunt addenda:

K Tumor *Verticis*. Sic ponere quoque possumus, eandem capitis compressionem diductionemque nec non *Verticis* tumorem, illis in casibus, quos Tabulae XVI. XVII. XVIII. atque XIX. sistunt, aeque ac in nostro, vario oriri posse modo, atque tunc vel capitis magnitudo, vel *Peluis* angustia rem reddet difficultatis plenam.

Vid. Tabb. XXVII. & XXVIII.

L *Forceps*. Potest interdum sinciput ope digitorum, vel lamina forcipis apte conuerti. Adhiberi potest forceps recta aeque ac incurua, si vnius vel vtriusque laminae requiratur vsus.

M *Vesica*, ob *Vrethram* a capite foetus diutius compressam, multa distenta *Vrina*, id quod nos docet, in ejusmodi casibus, ante vsum forcipis, vel illis in casibus praeter naturam contingentibus, vbi foetus pedibus est extrahendus, *Vrinam* cathetere esse ante omnia euocandam.

N inferior *Vteri* pars.
OO *Os Vteri*.

Die Ein und zwanzigste Tafel

Zeiget des Kindes Kopf in der nämlichen Lage, so er in der vorigen gehabt; weil er aber viel grösser ist, haben ihn die Wehen so zusammen gedrucket, daß er eine länglichte Form bekommen und am Wirbel eine Geschwulst hat, indem er lange im Becken gepreßt gewesen. Wenn das Kind durch die Wehen nicht heraus getrieben, oder gewendet und bey den Füssen heraus gezogen werden kan; mus man den Kopf, auf die in der Figur angezeigte Weise, mit der Zange ergreiffen, und solche eben so weit hinein bringen; kan dieses aber, ohne Furcht, es mögte die Gefäßnath nebst der Scheide und dem Mastdarm der Frauen zerrissen werden, nicht geschehen; so mus man das Vorderhaupt nach dem Heiligen Beinwenden. Um dieses nun so viel besser zu bewerkstelligen, soll der Operateur mit beeden Händen die Handhaben der Zange vest ergreiffen, zugleich aber den Kopf, so hoch er kan, hinauftreiben, um das Vorderhaupt nach einer Seite zu bringen, da er denn seine natürliche Lage bekommet; hierauf kan der Kopf, wie in der XVI. Tafel, heraus gezogen werden rc.

S. im I. Theil des III. B. 3. Cap. 4. Abschn. No. 2. und im II. Theil die 28. Samml., wie auch in Ansehung der Beschreibung der Theile die vorhergehende Tafel; doch ist noch folgendes hinzu zu setzen:

K Die Geschwulst am Wirbel. So können wir auch annehmen, daß sich die nämliche Zusammenpressung und Verlängerung des Kopfes, so wie die Geschwulst des Wirbels, in den durch die XVI. XVII. XVIII. und XIX. Tafel, vorgestellten Fällen, so wohl als in gegenwärtigem, mehr oder weniger ereignen, da denn die Schwierigkeit von der Grösse des Kopfes oder der Engigkeit des Beckens entstehet.

S. die XXVII. und XXVIII. Tafel.

L Die Zange. Manchesmal kan das Vorderhaupt, mit Hülffe der Finger oder eines Blates der Zange, in seine natürliche Lage gebracht werden. Man kan sich so wohl der geraden als krummen Zange bedienen, wenn man eines oder beede Blätter derselben brauchen mus.

M Die Harnblase welche, weil des Kindes Kopf so lange auf die Harnröhre gedrucket hat, von einer grossen Menge Harns sehr ausgedehnet ist; dieses aber lehret uns, daß man in dergleichen ausserordentlichen Fällen, vor dem Gebrauch der Zange, oder in widernatürlichen Fällen, wenn man das Kind bey den Füssen heraus ziehet, den Harn vermittelst eines Catheters ablassen soll.

N Der untere Theil der Mutter.
OO Der Muttermund.

TABVLA VIGESIMA SECVNDA

Anteriorem partium exhibet faciem nec non sinciput *Foetus*, ad marginem *Peluis* ita collocatum, vt vnum latus facies ipsius, alterum *Fontanella* spectet; nates vero pedesque *Vteri* tangunt Fundum.

AA Superior *Ossium Ilium* pars.
B *Anus*.
C *Perinaeum*.
D *Os externum*, crassior posteriorque pars, ante illud sita, a capite foetus extenditur.

EEE *Vagina*.
F *Os Vteri* nondum prorsus dilatatum.
GGG *Vterus*.
H *Membrana adiposa*.

Nisi facies propellatur, prodit interdum caput hac ratione, atque tunc complanatur *Vertex*, sinciput vero in conicam redigitur formam. Vbi tum caput inferiorem *Peluis* ingreditur partem, facies vel *Occiput* ea conuertitur ratione, vt latus derelinquens sub *Pube* prodeat. Si vero caput ob magnitudinem vrgentibus doloribus propelli, peruersusue situs corrigi nequit, foetus, si fieri possit, pedibus apprehensis, vel iniecta forcipe est educendus.

Vid. Vol. I. Lib. III. Cap. 2. Sect. 3. Cap. 3. Sect. 4. No. 3. Vol. II. Coll. 16. No. 4. Coll. 28

Die Zwey und zwanzigste Tafel

Zeiget unter einer Vorstellung der Theile von vornen, wie das Vorderhaupt des Kindes am Rand des Beckens stehe, so, daß sein Gesichte nach der einen, und das Blat nach der andern Seite gekehret ist, die Füsse nebst den Hintern aber am Grund der Mutter liegen.

AA Der obere Theil der Darmbeine.
B Der After.
C Die Gesäsnath.
D Der äussere Muttermund, und die Dicke des vor ihm stehenden hintern Theiles wird von dem Kopf des Kindes ausgedehnet.

EEE Die Mutterscheide.
F Der noch nicht völlig geöffnete Muttermund.
GGG Die Mutter.
H Die Fetthaut.

Wenn das Gesicht nicht endringet, so kommt der Kopf manchmalen so, da denn in diesem Fall der Wirbel platt gedrucket wird, und das Vorderhaupt eine länglichtrunde Form bekommet; tritt hernach der Kopf in den untern Theil des Beckens ein, so wendet sich das Gesichte oder das Hinterhaupt von der Seite ab, und kommt unter der Scham hervor. Ist aber der Kopf so gros, daß er durch die Wehen nicht heraus getrieben werden kan, oder läßt sich die üble Lage nicht verändern, so mus man das Kind, wo möglich, bey den Füssen, oder mit der Zange heraus ziehen.

S. im I. Theil des III. B. 2. Cap. im 3. Abschn. Des 3. Cap. 4. Abschn. No. 3. und des II. Theils 16. Samml. No. 4. nebst der 28. Samml.

TAB. XXII.

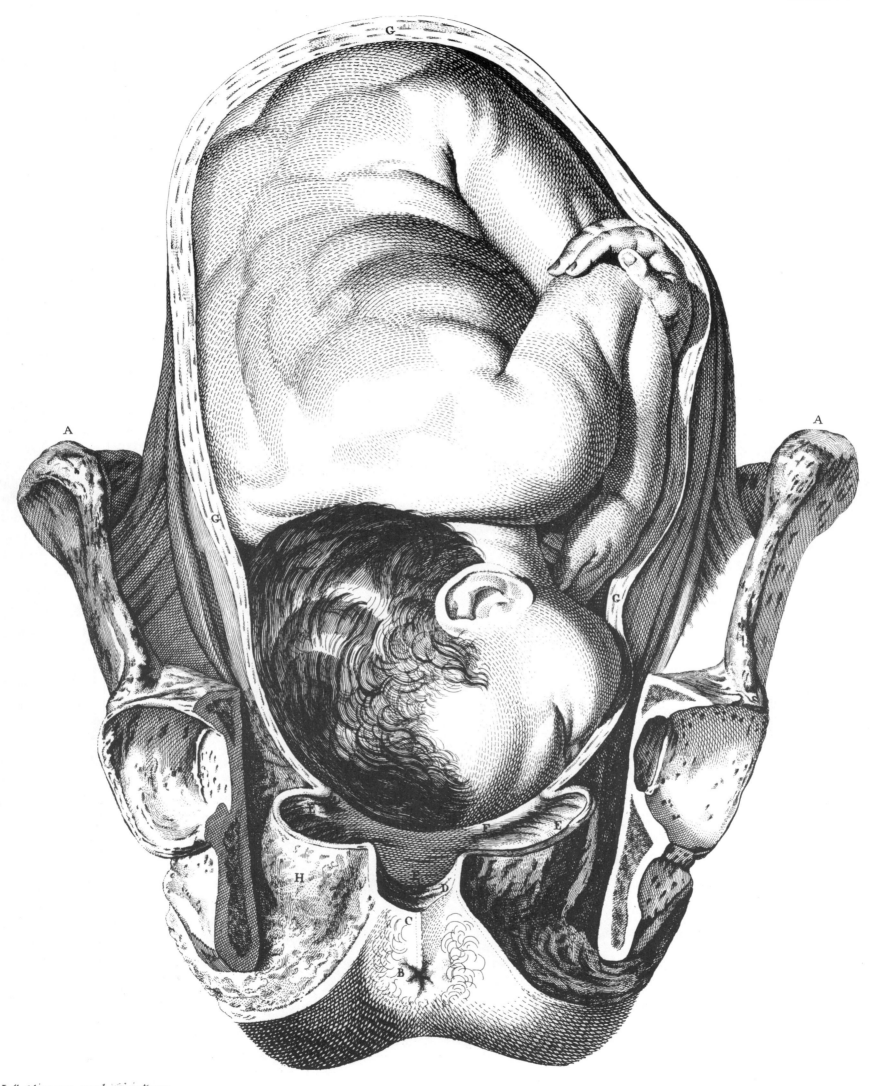

I. M. Seligmann excud. Norimbergae.

TAB. XXIII.

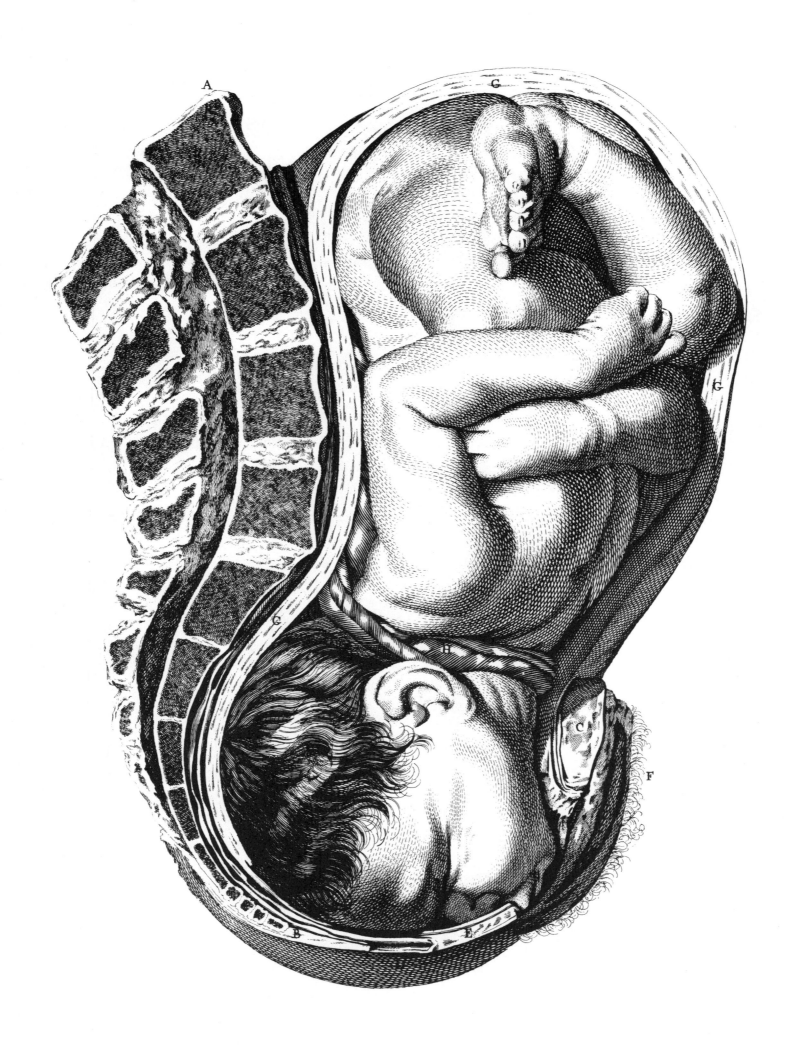

TABVLA VIGESIMA TERTIA

Lateralem *Foetus*, facie prodeuntis, sistit imaginem, qua ille jam in inferiorem *Peluis* partem ingressus est, ita vt mentum ipsius sub *Ossibus Pubis*, *Vertex* vero in cauo *Ossis sacri* posita sint; quia vero aquae jam effluxere, *Vterus* contractus ipsum arctius cingit Foetum, cujus collum *Vmbilicus* semel ambit.

AB *Vertebrae* Lumborum, *Os sacrum, Os coccygis*.
C *Os pubis* sinistrum.
D Inferior *Intestini recti* pars.
E *Perinaeum*.
F *Labium* sinistrum.
GGG *Vterus*.

Vbi ampla est *Peluis*, paruum vero caput, Foetus, hoc non obstante situ, saluus excidere potest: quodsi enim caput vlterius descendat, a facie nec non sincipite partes *Fraenum labiorum* inter *Coccygemque* sitae adeo extenduntur, vt tumorem forment. Dilatato tum similiter *externo Vteri Ore*, prodit facies; ascendit inferior menti pars supra anteriorem *Ossium Pubis* partem; sinciput vero, vertex atque occiput transeunt partes sibi suppositas. Sed si nimia capitis fuerit magnitudo, firmius impactum haerebit, siue altius illud, siue ratione hic depicta, sit collocatum. Vbi, rebus sic stantibus, situs mutari nequit, infans in pedes est couertendus extrahendusque. Si tamen *Peluis* angustior fuerit, omnis vero humor nondum effluxerit, infans ita est dirigendus vt *Vertice* prodeat; quod, si ob Vterum arctius contractum fortiusque prementem, nec non propter lubricitatem capitis fieri nequeat, id, quod sequens docet Tabula, erit agendum.

Die Drey und zwanzigste Tafel

Zeiget das mit dem Gesicht hervorkommende Kind von der Seite, wie es mit solchem bereits in den untern Theil des Beckens eingetretten, da denn das Kinn unter den Schambeinen, der Wirbel aber in der Höle des Heiligen Beines stehet, und weil die Wasser bereits ausgelauffen, ist die Mutter dichte um das Kind zusammen gezogen, um dessen Hals die Nabelschnur einmal herum gewickelt ist.

AB Die Wirbelbeiner der Lenden, das Heilige Bein, und das Schwanzbein.
C Das Schambein der linken Seit.
D Der untere Theil des Mastdarms.
E Die Gesäsnath.
F Die linke Schamlippe.
GGG Die Mutter.

Ist das Becken gros und der Kopf klein, so kan er in dieser Lage kommen, und das Kind bey Leben bleiben: denn tritt der Kopf weiter herab, so dehnet das Gesicht nebst dem Vorderhaupt die zwischen dem Lippenband und dem Schwanzbein liegende Theile so stark aus, daß sie eine Geschwulst vorstellen. Wenn nun der äussere Muttermund ebenfals erweitert wird, so dringt das Gesichte hindurch, der untere Theil des Kinnes begiebt sich über den vordern Theil der Schambeine hinauf; das Vorderhaupt aber, der Wirbel und das Hinterhaupt glitschen über die unter ihnen liegende Theile hinweg. Wäre aber der Kopf gros, so bleibet er stecken, er mag nun höher stehen, oder gegenwärtige Lage haben. Kan aber in diesem Fall die Lage nicht verändert und natürlich gemachet werden: so mus man das Kind wenden und mit den Füssen herausziehen. Doch wenn das Becken enge ist, und die Wasser nicht alle ausgeloffen sind, soll man, wo möglich, den Scheitel hervor zu bringen suchen; ist aber die Mutter so zusammen gezogen, daß man dieses nicht bewerkstelligen kan, weil sie zu stark drucket und des Kindes Kopf zu schlüpferich ist, so ist, nach der, bey folgender Tafel, angezeigten Weise, zu verfahren.

TABVLA VIGESIMA QVARTA

Repraesentat *Foetus* caput a latere, eadem ratione ac in praecedenti Tabula collocatum; ponimus tamen hic, ob capitis magnitudinem angustiamue *Peluis*, difficilem reddi partum.

Vbi hoc in casu caput sursum inque *Vterum* retro repelli nequit, ad seruandum infantem, forcipe est extrahendum. Si mentum, ratione hic depicta, prope *Ossa Pubis* situm sit, nihil prorsus erit timendum, vbi infans facie prodit: facile namque caput forcipe extrahi potest; ipsa vero in Tabula, ratio qua forceps sit inicienda indicatur. Oportet autem praegnantem resupinam transuerso lecto collocare, ab vtroque vero latere assistere aliquis debet, qui femur crusque contineat. Dilatatis tunc Chirurgi manu sensim sensimque partibus, demissaque ac ad aures injecta forcipe, ea ratione, lente tamen, extrahitur caput, vt *Ori externo* subjectae partes paullatim extendantur; tunc tentanda est menti supra *Os pubis* extractio, ita vt simul sinciput, *Fontanella* atque *Occiput* a *Perinaeo* atque *Ano*, absque harum partium laesione dilacerationeue, deducantur. Quodsi vero *Foetus* neque conuerti, neque forcipe extrahi possit, expectandum est, nisi id parturienti imminens periculum prohibeat, donec dolorum vi partus excutiatur, instante vero periculo, incurvis vncis caput est educendum. *Vid.* Tab. XXXIX.

Si infans facie prodeat mentumque ad latus *Peluis* haereat, parturiens in latus incumbat necesse est; injecta tunc ad aures forcipe, mentum ad inferiorem coxae partem, vt sub pube prodeat, est adducendum, conuertendum, atque ratione superius indicata, paullatim educendum.

V. Vol. II. Coll. 16. No. 6. quod vero ad explicationem attinet, conferendae sunt Tabb. XVI. XVII. XVIII. XIX.

Die Vier und zwanzigste Tafel

Stellet den Kopf des Kindes von der Seite und in eben der Lage vor, welche solcher in voriger Tafel gehabt; hier aber wird angenommen, es gehe wegen der Grösse des Kopfes, oder wegen der Engichkeit des Beckens schwer mit der Geburt her.

Wenn in diesem Fall der Kopf nicht gehoben und in die Mutter zuruck getrieben werden kan, so mus solcher, um das Kind zu erhalten, mit der Zange heraus gezogen werden. Hat das Kinn in Ansehung der Schambeine eine Lage wie hier, wenn das Kind mit dem Gesicht kommet, so ist solches einer der sichersten Fälle, weil man ihn leicht mit der Zange herausziehen kan, und in der Tafel ist die Art und Weise wie solche anzulegen seye, angezeiget. Die Gebährende mus auf dem Rücken und mit dem Hintern etwas erhaben auf dem Bette liegen, wobey zu jeder Seite jemand sitzen und den Schenkel nebst dem Fus halten soll. Wenn nun die Theile mit der Hand des Operateurs nach und nach erweitert worden, und selbiger die Zange hinein gebracht, und gehörig längst den Ohren des Kindes angeleget hat, so ziehet man den Kopf nach und nach so heraus, daß sich die unter dem äusseren Muttermund befindlichen Theile, allgemach ausdehnen; hernach mus man das Kinn über das Schambein hervorzubringen suchen, da denn zugleich das Vorderhaupt mit dem Blat und das Hinterhaupt von der Gesäsnath und dem After vorsichtig hervorgezogen werden, ohne diese Theile zu verletzen oder zu zerreissen. Kan aber das Kind weder gewendet, oder mit der Zange herausgezogen werden, mus die Vollendung der Geburt, so lange die Gebährende nicht in Gefahr ist, den Wehen uberlassen werden; wäre aber Gefahr zu befürchten, mus man den Kopf mit den krummen Hacken herausziehen. S. die XXXIX. Tafel.

Wenn das Kind mit dem Gesichte kommet, und das Kinn an der Seite des Beckens stehet, mus die Gebährende auf der Seite liegen, und wenn die Zange an den Ohren angeleget worden, mus man das Kinn biß an den untern Theil des Hüftbeines herabbringen, unter dem Schambein heraus wenden, und, wie oben, gemach heraus ziehen.

S. des II. Theils 16. Samml. No. 6. wie auch in Ansehung der Beschreibung die XVI. XVII. XVIII. und XIX. Tafel.

TAB. XXIV.

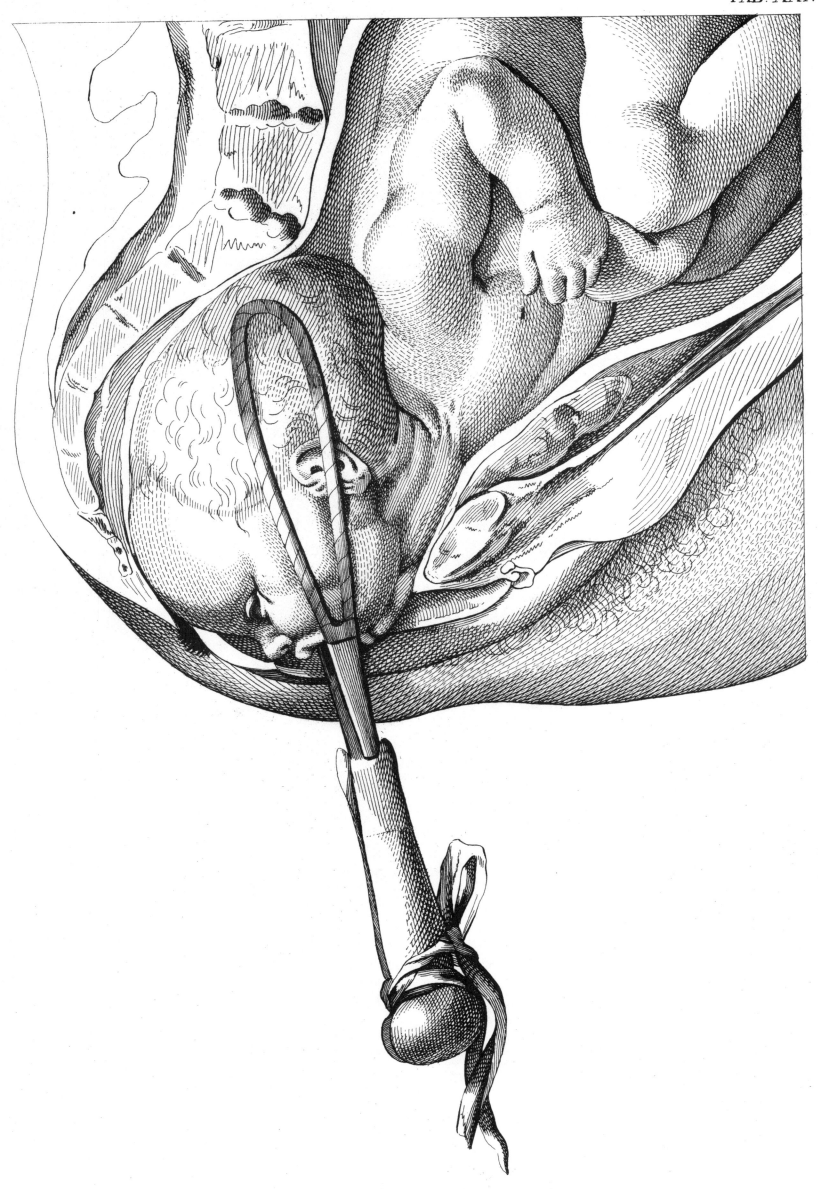

J. M. Seligmann excud. Norimbergae.

TAB. XXV.

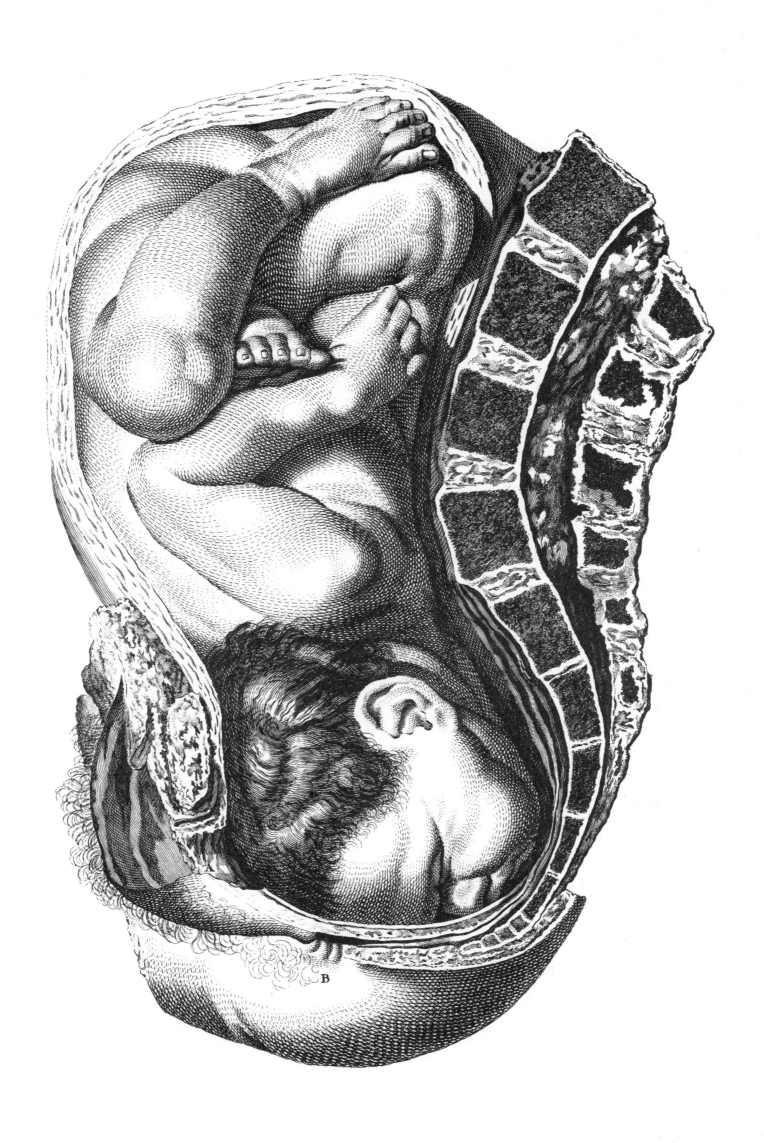

TABVLA VIGESIMA QVINTA

Repraesentat a latere dextro, faciem *Foetus*, vt XXIII. in Tabula, sed inuersa prorsus ratione: h. e. mentum *Os* spectat *sacrum*, *Bregma* vero *Pubem*; aquae effluxere, atque hinc *Vterus* est contractus.

A *Os externum* nondum dilatatum

B *Anus*. Reliquarum partium explicationem videsis Tabula XX.

In ejusmodi casibus, aeque ac in illo, quem modo adducta exhibet Tabula, si paruus fuerit foetus, inferiora magis versus per partus dolores propellitur caput, inferior vero *Vaginae* pars cum externis partibus, sensim sensimque diducitur, atque hinc *externum Os* magis etiam magisque dilatatur, donec *Vertex* sub *Pube* prodeat exteriorauersus emergat, tunc vero partus negotium simili prorsus absoluitur ratione, ac naturaliter fieri sueuit. Sin caput grande fuerit, difficulter admodum res procedit; hinc vero cerebrum colliique vasa adeo comprimuntur obstruunturque, vt infans pereat. Hoc vt praecaueatur, medicus, si tempestiue vocetur, antequam ipsum caput profundius in *Peluim* fuerit adactum, infantem in pedes conuersum extrahere debet. Quod si vero caput nimium descenderit, neque conuersio fieri possit, forceps est adhibenda, ita vt caput, ea ratione qua proditurum est, vel vt sequens monstrat Tabula, educatur. Conferri possunt loca in praecedentis Tabulae explicatione citata.

Die Fünf und zwanzigste Tafel

Zeiget von der rechten Seite her, des Kindes Gesicht, wie in der XXIII. Tafel, aber in einer ganz andern Lage: denn es stehet mit dem Kinn am heiligen Bein, und mit der Scheitel am Schambein; die Wasser sind ausgeloffen, und die Bärmutter ist zusammen gezogen.

A Der äusser Muttermund, so sich noch nicht zu öffnen angefangen.

B Der After. Die fernere Beschreibung der Theile kan in der XX. Tafel nachgesehen werden.

Wann das Kind klein ist, so wird in diesen Fällen so wohl, als in dem, welchen die erst angeführte Tafel vorstellet, der Kopf durch die Wehen nach unten getrieben, und also der untere Theil der Mutterscheide, nebst den äussern Theilen ausgedehnet; eben dadurch aber wird auch der äussere Muttermund mehr und mehr erweitert, bis die Scheitel unter dem Schambein hervorkommet, und sich nach aussen in die Höhe begiebt; in diesem Fall aber gehet es mit der Geburt eben so her, wie wenn solche vermittelst der natürlichen Wehen geschiehet. Ist aber der Kopf gros, so hat es mit seinem Fortgang viele Schwierigkeit, eben daher aber wird das Hirn und die Gefässe am Hals so gedrücket und verstopfet, daß das Kind darauf gehet. Um diesem vorzukommen, mus das Kind, wenn man zu rechter Zeit geruffen wird, ehe der Kopf noch in das Becken weit eingetretten, gewendet, und mit den Füssen heraus gezogen werden. Ist aber der Kopf bereits weit herunter gerücket, und kan selbiger nicht zurück gebracht werden; so mus man, vermittelst der Zange, die Geburt befördern, und den Kopf entweder so, wie er sich darstellet, oder so, wie in der folgenden Tafel, herausziehen. Hier können die in der vorigen Tafel angeführten Stellen nachgesehen werden.

TABULA VIGESIMA SEXTA

Sistit, a latere sinistro parturientis, delineationem *Foetus*, eodem in situ, ac praecedenti in Tabula.

Caput hic fortiori compressione oblongum redditum, eo vsque, inferiora versus, est adactum, vt *os externum* omnimode sit dilatatum; *Vertex* tamen *Occiputque* non eo adduci possunt, vt infra *Pubem* prodeant, ceu praecedenti in Tabula, absque *Perinaei, Ani, Vaginae, Rectique* dilaceratione.

Optimum ergo est, hoc in casu, si injecta prope aures breuiore vel longiore incuruaque forcipe, quemadmodum ipsa id monstrat Tabula, caput quantum fieri potest, sursum in *Peluim* repellatur, tum vero mentum ab *Osse sacro*, alterutrum *Os Ischium* versus, est conuertendum, atque dein ad inferiorem partem modo dicti ossis attrahendum. Hoc facto trahere chirurgus debet altera manu forcipem, alterius vero manus binos digitos inferiori parti menti, vel inferiori maxillae injicere, quo facies in medio retineatur, impediaturque ne mento, dum educitur, *Os Ischium* remoram faciat, hac vero ratione conuertitur, forcipis binorumque digitorum ope, mentum, donec sub *Pube* educatur; tum vero caput non difficulter, vt XXIV. in Tabula, extrahitur.

Si, antequam auxilium petatur, caput adeo in *Peluim* fuerit adactum, vt mentum ab *Osse sacro*, *Os Ischium* versus, nullo modo moueri, opeque forcipis partus, ad seruandum foetum, juuari queat, patienter expectandum est, nisi foemina in periculo versetur, vel *Foetum* emortum esse compertum sit. Si vero parturienti minimum immineat periculum, caput injecto educendum est vnco.

Quod ad situm foeminae, vbi forcipis vsus exigitur, in genere attinet; si aures ad latera *Peluis* spectant, facile demittitur forceps, vt Tab. XXIV. dictum fuit, si resupina mulier transuerso lecto sic collocetur, vt natibus spondae innitatur; sin auris *Pubem* vel *Inguen* spectat, magis commode dimittitur, si mulier lateri incumbat, vt dictum fuit, illis de casibus, vbi infans *Vertice* prodit.

Partium explicationem vid. Tab. XXIV. Conferri etiam possunt loca ibidem citata, nec non, quod rationem vncum adhibendi attinet, Tab. XXXIX.

Die Sechs und zwanzigste Tafel

Stellet, von der linken Seite der Frauen her, das Kind in eben der Lage, wie in der vorigen Tafel, im Umris vor.

Der Kopf ist hier länglicht zusammen gedruckt, zugleich aber so weit herunter getrieben, daß davon der äussere Muttermund erweitert worden; unterdessen aber kan der Scheitel und das Hinterhaupt nicht so weit herabgebracht werden, daß sie unter dem Schambein, wie in der vorigen Tafel, hervor kämen, ohne daß dadurch die Gesäsnath und der After, so wohl als die Mutterscheide nebst dem Mastdarm, keine Gefahr lauffen sollten zerrissen zu werden.

In diesem Fall ist es am besten, daß der Kopf, nachdem entweder die kurze, oder die lange, krumme Zange, längst den Ohren angeleget worden, so hoch als möglich in das Becken zurückgetrieben werde, hernach mus das Kinn vom heiligen Bein hinweg, nach einem der Hüftbeine gewendet, und hierauf an den untern Theil des erstgemelden Beines gebracht werden. Ist nun dieses geschehen, so mus der Operateur mit der einen Hand an der Zange ziehen, zwey Finger aber von der andern an das Kinn oder den untern Kiefer vest anlegen, um das Gesicht in der Mitte zu erhalten, und zu verhindern, daß das Kinn nicht an dem Hüftbein sitzen bleibe, wenn es herunter kommet, und auf diese Weise wendet er das Kinn vermittelst der Zange und der Finger herum, biß er solches unter das Schambein herabbringet, worauf der Kopf leichtlich, wie in der XXIV. Tafel herausgezogen werden kan.

Wenn der Kopf, ehe und bevor man Hülfe gesuchet hat, bereits in das Becken so eingezwenget worden, daß es unmöglich ist das Kinn vom heiligen Bein hinweg und an eines der Hüftbeine zu bringen, und vermittelst der Zange die Geburt, zur Sicherheit des Kindes, zu befördern: so mus der Operateur so lange in Gedult stehen, als die Frau noch nicht in Gefahr ist, oder man von dem Tod des Kindes noch nicht gewis seyn kan; ist aber in Ansehung der Gebährenden die äusserste Gefahr da, so mus man den Kopf mit dem Hacken herausziehen.

In Ansehung der Lage der Frauen, hat man man bey Anlegung der Zange überhaupts zu beobachten, daß, wenn die Ohren nach den Seiten des Beckens stehen, die Zange am leichtesten hinein zu bringen seye, wenn die Gebährende auf dem Rücken, und mit dem Hintern, an der Seite des Bettes lieget, wie bey der XXIV. Tafel angemerket worden; stehet aber ein Ohr am Schambein, so ist es besser, die Gebährende liege auf der Seite, wie wir in Ansehung derjenigen Fälle, wenn der Kopf mit dem Scheitel kommet, bereits gemeldet haben.

Die Beschreibung der Theile, und die hier anzuführende Stellen, können bey der XXIV. Tafel nachgesehen werden; und wie man sich des Hackens bediene, zeiget die XXXIX. Tafel.

TAB. XXVI.

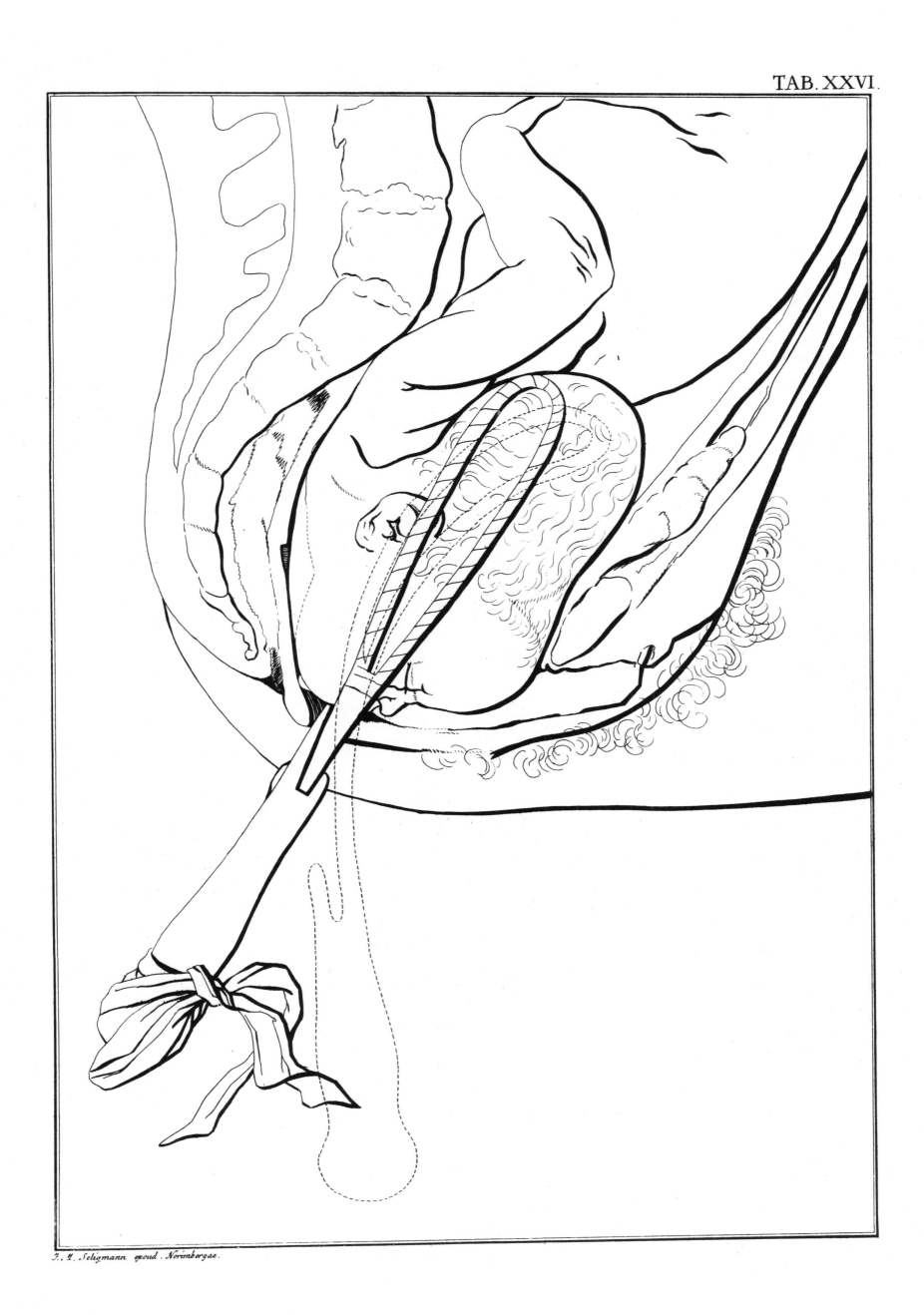

TAB. XXVII.

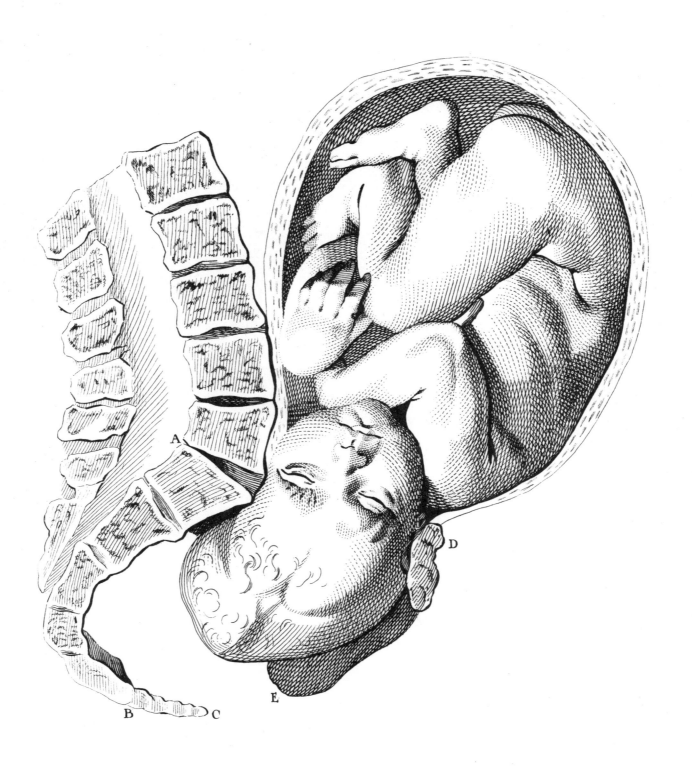

TAVBLA VIGESIMA SEPTIMA

Peluim sistit in longitudinem dissectam, a facie interna, nec non caput *Foetus* septimestris per eandem transiens. *Vid.* explicatio Tab. III.

ABC *Os sacrum* et *Coccygis*.

D *Os Pubis* sinistri lateris.
E *Tuber Ossis Ischii*.

Non absque multo labore, caput *Foetus*, paruum licet, adactum est in *Peluim*, formaque ipsius, antequam vlterius progredi potuit, ex rotunda in oblongam mutata, quum projectio superioris partis *Ossis sacri* ab *Ossibus Pubis*, duos tantum pollices, quartamque pollicis distet partem. Si caput citius prodeat, viuus etiam nascetur infans; sin per plures ita haereat horas, periculum est, ne ob diuturniorem cerebri compressionem, emoriatur. Hoc tamen vt praecaueatur, si partus dolores minus vrgeant, forcipe, vt in Tabula XVI. monstrauimus, educendum est caput.

Sistit icon haec *pessime conformatam Peluim*; hanc vero inter Peluimque bene conformatam, plures malae conformationis dantur varietates, atque proin major etiam vel minor pariendi erit difficultas, quae etiam nasci potest, si *Peluim* inter caputque *Foetus* minus congrua fuerit proportio; his singulis vero in casibus, summa adhibenda est, vt mater aeque ac foetus conseruetur, prudentia.

Vid. Vol. I. Lib. III. Sect. 3. No. 5. Cap. 3. Sect. 4. No. 3. Vol. II. Coll. 21. No. 1. et Coll. 29.

Die Sieben und zwanzigste Tafel

Stellet ein unförmliches Becken, welches nach der Länge von einander geschnitten worden, von der Seite von innen vor; und wie der Kopf eines siebenmonatlichen Kindes durch solches durchgehe. Hier kan auch die Erklärung der III. Tafel nachgesehen werden.

ABC Das heilige Bein und das Schwanzbein.
D Das Schambein der linken Seite.
E Die Erhöhung des Hüfftbeines, der nämlichen Seite.

Der hier zwar kleine Kopf des Kindes, ist nicht ohne viele Arbeit in das Becken gepresset, und seine runde Form in eine länglichte verändert worden, ehe er durchkommen können, indem zwischen dem vorwärts stehenden obern Theil des heiligen Beines und den Schambeinen, nur ein Raum von zwey und einem Viertels Zoll ist. Kommt der Kopf bald hervor, so kan das Kind lebendig gebohren werden; bleibet er aber etliche Stunden stecken, so lauffet es Gefahr das Leben zu verliehren, weil das Hirn so lange gedruckt wird. Diesem nun bey ermanglenden künfftigen Wehen vorzukommen, kan man dem Kopf vermittelst der Zange heraus helffen, wie in der XVI. Tafel gezeiget worden.

Diese Figur kan zum Muster dienen, wie ein höchst unförmliches Becken aussehe; doch kan die Unförmlichkeit, zwischen diesem Grad derselben und einem wohlgestalten Becken, gar verschieden seyn, und nach selbiger, kan es auch mit der Geburt schwerer oder leichter hergehen, so wie es auch zu geschehen pfleget, wenn das Becken und der Kopf des Kindes die gehörige Proportion nicht haben; in allen diesen Fällen wird, so wohl um der Mutter als des Kindes Sicherheit und Erhaltung willen, die höchste Vorsicht erfordert.

S. im I. Theil des III. Buches 2. Cap. 3. Abschnitt No. 5. Cap. 3. im 4. Abschnitt No. 3. Des II. Theils 21. Samml. No. 1. wie auch die 29. Sammlung.

TABVLA
VIGESIMA OCTAVA

A latere, vt praecedenti in Tabula, *Pel-uim* repraesentat male conformatam, caputque perfecti *Foetus* in marginem *Peluis* compulsum, ita, vt alterum *Os parietale* alteri sit superimpositum, ipsa vero conicam in formam sint compressa.

ABC *Os sacrum* nec non *Os Coccygis.*

D *Os Pubis* sinistri lateris.
E *Tuber Ossis Ischii.*
F Ipsius *Processus acutus.*
G *Foramen magnum.*

Monstrat haec Tabula, *Foetum*, ejusmodi in casu, nulla alia posse conseruari ratione, nisi *Sectione Caesarea*, quae tamen ipsa nunquam est adhibenda, nisi, alia ratione eundem educere, impossibile fuerit. Quodsi etiam, hoc in casu, capitis magnitudo imminuatur, ossaque extrahantur, vt tamen ossa faciei craniique basis, nec non ipsum *Foetus* corpus educantur, summa vi niti opportet.

Vide Vol. I. Lib. III. Cap. 3. Sect. 7. Cap. 5. Sect. 3. nec non Vol. III. Coll. 31. 39.

Die
Acht und zwanzigste Tafel

Zeiget, wie vorige, ein ungestaltes Becken von der Seite, und den in den Rand des Beckens eingepreßten Kopf eines ausgewachsenen Kindes, an welchem die Seitenbeine über einander geschoben und kegelförmig zusammen gedrücket sind.

ABC Das heilige Bein nebst dem Schwanzbein.
D Das Schambein der linken Seite.
E Die Erhöhung des Hüftbeines.
F Der stachlichte Fortsatz.
G Das grosse Loch.

Es zeiget diese Tafel daß es unmöglich seye, das Kind in diesem Fall zu erhalten, als blos durch den Kaiserschnitt, welchen man aber niemalen vornehmen soll, als nur da, wenn kein anderes Mittel mehr übrig ist. Wenn auch in diesem Fall die Grösse des Kopfes vermindert und die Beine heraus genommen worden, so mus man doch die gröste Gewalt anwenden, um die Beine des Gesichtes und den Grundtheil des Hirnschedels, wie auch den Körper des Kindes heraus zu bringen.

S. im I. Theil des III. B. 3. Cap. im 7. Abſch. Des 5. Cap. 3. Abſchn. und des III. Theils 31, 39. Samml.

TAB. XXVIII.

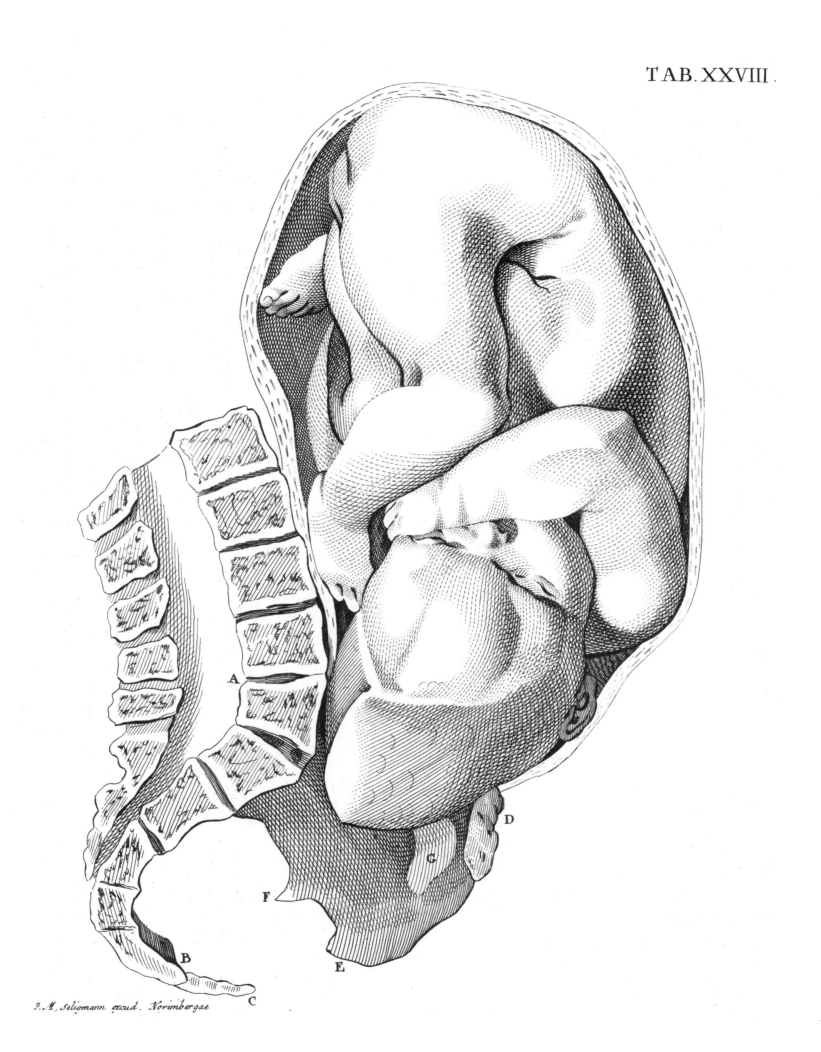

J.M. Seligmann excud. Norimbergae

TAB. XXIX.

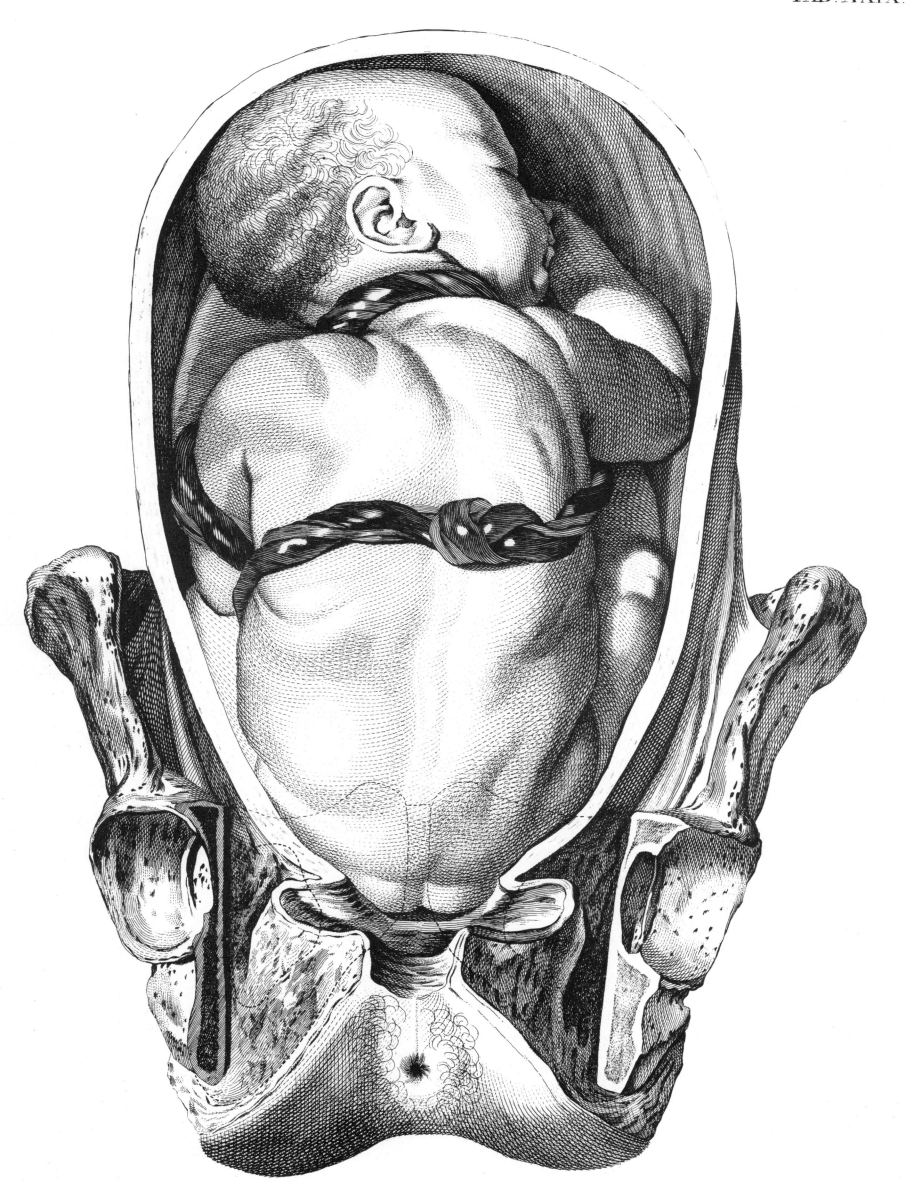

TABVLA VIGESIMA NONA

In *Pelui* ab anteriore parte, vt Tabula XXII, repraesentata, sistit *Foetum* natibus emersurum *Osque internum* dilatantem, ipsis *Membranis* jam ruptis. Spectant partes anteriores infantis, posteriorem *Vteri* partem; *Vmbilicus* vero, nodum monstrans, collum, brachium ipsumque cingit corpus.

NB. Hoc in casu, infans, nisi grandior fuerit, *Peluis* vero angustior, saepius viuus ope dolorum excutitur; quodsi autem in inferiore *Peluis* parte diutius remoretur, motus sanguinis, ob diuturniorem *Vmbilici* compressionem, sistitur. In plurimis illis casibus, vbi nates emergunt, videndum quid dolores valeant expectandumque, donec *Os internum* atque *Vagina* sufficienter dilatentur, nisi jam antea ab *Aquis* atque *Membranis* fuerint adaperta. Eodem illo tempore, quo nates descendunt, *Os externum*, vrgentibus doloribus, leuiter semper est dilatandum, quo vnus alterque vtriusque manus digitus inseri inguinibusque *Foetus* injici, atque de in ipse, vbi nates in inferiorem *Vaginae* partem descenderunt, extrahi queat. Sin *Foetus* justo fuerit grandior, *Peluisue* angustior, longumque post tempus, iteratis etiam doloribus, nates in *Peluim* minus compellantur, parturientem insuper vires deficiant; sensim sensimque dilatare partes chirurgus, postea vero quam manum in *Vaginam* demisit, *Foetus* clunes retro repellere, hisque peractis, crura pedesque extrahere debet. Si *Vterus* adeo est constrictus, vt crura reperiri nequeant, adhibendus obtusus vncus ejusque extrema major pars, ceu Tabula XXXVII. docet, est demittenda. Eductis natibus pedibusque, protinus etiam reliquum corpus cum capite, ratione sequenti in Tabula indicanda, est extrahendum, non tamen, hoc nostro in casu, infantis corpus est conuertendum.

Vid. Vol. I. Lib. III. C. 4. Sect. 1. 2. Vol. III. Coll. 32.

Tabulae XXII. explicatio adhiberi etiam potest ad partes in hac atque sequenti Tabula noscendas, hic tamen *Ossium pubis* sedes, *Ossiumque Ischiorum* pars anterior, quae ossa ablata sunt, punctis indicantur, id quod notandum etiam est ratione reliquarum Tabularum quae *Peluim* ab anteriore parte repraesentant, in quibus id ipsum absque Tabularum deformatione fieri nequiuit.

Die Neun und zwanzigste Tafel

Zeiget das Becken von vornen, wie in der XXII. Tafel. Das Kind kommt hier mit dem Hintern, und erweitert mit selbigem, weil die Häute zu bald gebrochen sind, den innern Muttermund. Die vordern Theile des Kindes sind gegen den hintern Theil der Gebärmutter gekehret, und die Nabelschnur, woran ein Knoten ist, umgiebt den Hals, den Arm und den Leib.

NB. Wenn in diesem Fall das Kind nicht gar zu gros, oder das Becken zu enge ist, so kan es öffters durch Hülffe der Wehen gebohren werden; bleibt es aber lange im untern Theil des Beckens stecken, so kan durch das lange Drucken der Nabelschnur der Kreislauf des Blutes gehemmet werden. In den meisten Fällen, da das Kind mit dem Hintern kommet, soll man die Wirkung der Wehen abwarten, bis endlich durch selbige der innere Muttermund und die Mutterscheide völlig erweitert worden, wenn solche nicht vorher bereits das Wasser und die Häute ausgedehnet haben. Währender Zeit da der Hintere heranrucket, kan, bey jeder Wehe, der äussere Muttermund gelinde erweitert werden, damit man Plaz bekommen möge, von jeder Hand einen oder zwey Finger, von aussen in die Weichen des Kindes zu bringen, um dadurch, wenn die Hintere in dem untern Theil der Scheide eingerucket, die Geburt zu befördern. Ist aber das Kind wiedernatürlich gros, oder das Becken enge, und der Hintere wird nach langer Zeit, und nach öffteren Wehen nicht in das Becken getrieben, und nehmen zugleich die Kräffte der Gebährenden ab; so mus der Operateur die Theile nach und nach öffnen, und wenn er seine Hand in die Mutterscheide gebracht, den Hintern des Kindes in die Höhe treiben und die Füsse nebst den Schenkeln heraus zu bringen suchen. Ist die Mutter so stark zusammen gezogen, daß man die Füsse nicht gewinnen kan, so mus man das grössere Ende des stumpfen Hackens, wie in der XXXVII. Tafel gezeiget wird, hinein zu bringen suchen. So bald der Hintere oder die Beine herab gebracht worden, kan der Körper und der Kopf, wie in der folgenden Tafel gezeiget wird, heraus gezogen werden; nur ist hier nicht nöthig die Lage des Körpers vom Kind zu verändern.

S. des I. Theils III. B. 4. C. und desselben 1. und 2. Abschn. Des III. Theils 22. Samml.

Die Beschreibung der Theile, so auf dieser und der folgenden Tafel vorgestellet werden, kommet mit der Beschreibung der XXII. Tafel überein; doch ist zu merken, daß die punctirten Linien, in gegenwärtiger die Stelle der Schambeine und den vördern Theil der Züfftbeine anzeigen, welche hier weggenommen worden; auch können sie in Ansehung der übrigen Vorstellungen von vornen, wo sie, ohne Nachtheil der Tafel selbst, nicht so wohl angebracht werden konnten, zum Muster dienen.

TAVBLA TRIGESIMA

Monstrat, vt in praecedenti, infantem clunibus prodeuntem; conferri etiam hic possunt loca ibidem citata attamen in eo hic est differentia, quod partes infantis anteriores, anteriorem etiam *Vteri* spectent partem. Quodsi jam hoc in casu, infans, ceu Tabula monstrat, clunibus, atque adeo complicatus, emergens, ad poplites vsque eductus sit, pedes sunt extrahendi linteoque velandi, ipse vero partus ita est conuertendus vt anteriores ipsius partes, posterioribus mulieris partibus obuersae sint. Vbi etiam ipso illo tempore dolor aliquis infantis corpus vrgeat, ipsa sub conuersione, retro ille est repellendus, faciliore namque opera conuertitur, si venter Peluim implet, quam si pectus humerique in eadem haerent; quumque nonnunquam facies cum sincipite, nimium alterutrum inguen versus vergat, ad latera *Peluis* partes hae sunt deducendae, id quod comode fieri potest, si corpus quarta parte amplius retrorsumque conuertitur, tum vero extrahi potest. Si paruus sit foetus, vix necesse est vt brachia educantur; caput autem eximitur, si humeri et corpus infantis retrorsum, *Perinaeum* versus compelluntur atque, vbi mentum et facies in *Vagina* haerent, *Occiput* sub *Pube* methodo *Deuenteriana* protrahitur. Potest etiam chirurgus vnum vel binos digitos in os inserere, vel ad nasi latera applicare, eodem brachio corpus sustinere, binos digitos alterius manus humeris nec non vtrique lateri colli admouere, dein corpus vltra *Pubem* tollere, atque tunc faciem et sinciput semicirculari motu, ab inferiore *externi Oris* parte protrahere. Singula haec commode peraguntur, si mulier lateri incumbit; sin infans grandior, *Peluis* vero angustior sit, accomodatior erit situs resupinus, quemadmodum jam in explicatione Tabulae XXIV. dictum fuit; atque vbi crura nec non corpus ad vsque humeros sunt educta, brachia caute sunt adducenda, dein vero caput educitur. Si infans complicatus protrahi nequeat, retropellendi sunt clunes, quodsi vero *Vterus* adeo renitatur, vt crura commode educi nequeant, mulier ea conuerti debet ratione vt genubus cubitisque innitatur. Protractis tum cruribus, oportet resupinam rursus collocare mulierem, quo corpus cum capite, ratione indicata, magis commode educi queat. Si varia post tentamina caput minus sequatur, periculumque sit ne, in detrimentum infantis ipsius, collum luxationem patiatur, forceps longior eaque incurua, ratione ad Tabulam XXXV. indicata, est adhibenda. Quodsi hac quoque nihil efficiatur, expectandum aliquamdiu est, si forte dolores quid promoueant; his quoque parum juuantibus, vnco, vt in explicatione XXXIX. Tabulae docuimus, res est peragenda,

Die Dreyßigste Tafel

Zeiget unter der nämlichen Vorstellung wie in der vorigen, wobey auch eben die daselbst angeführten Stellen nachgesehen werden können, wie das Kind mit dem Hintern komme; doch mit diesem Unterschied, daß die vordern Theile des Kindes, nach dem vordern Theil der Gebährmutter stehen. Wenn nun in diesem Fall, das Kind, welches, wie hier vorgestellet ist, mit dem Hintern, und also gedoppelt kommet, bis an die Kniekehlen heraus gebracht worden, mus man die Beine heraus ziehen, um selbige ein Tuch wickeln, und das Kind so wenden daß desselben vordere Theile, nach den hintern Theilen der Frauen gekehret stehen. Sollte zu gleicher Zeit eine Wehe auf des Kindes Leib geben, so mus man solches, im Wenden, wieder in die Höhe treiben, weil es sich leichter wenden lässet, wenn der Bauch im Becken ist, als wenn die Brust und die Schultern in solchem stecken, und da manchmalen das Gesicht nebst dem Vorderhaupt, zu viel nach einer von den Weichen gekehret stehet, so können diese Theile zur Seite des Beckens gebracht werden, wenn man die Wendung um ein Viertel weiter und etwas ruckwarts machet, hernach kan man den Körper heraus ziehen. Ist das Kind nicht gros, so ist es nicht nöthig die Arme herab zu bringen; den Kopf aber kan man bekommen, wenn man die Schultern nebst dem Körper des Kindes ruckwarts nach der Gesäßnath zu drucket, und indem das Kinn nebst dem Gesicht in der Mutterscheide ist, das Hinterhaupt unter den Schambeinen, nach Deventers Art, hervorzubringen suchet. Der Operateur kan auch einen oder zwey Finger in den Mund führen, oder an die Seiten der Nase legen, den Körper dabey mit dem nämlichen Arm unterstützen, und zwey Finger der andern Hand an die Schultern und jede Seite des Halses vom Kind ansezen, auf diese Weise aber den Körper über die Scham hinauf heben, und das Gesicht nebst dem Vorderhaupt vermittelst einer halben Kreiswendung, am untern Theil des äusseren Muttermundes, heraus ziehen. Alles dieses ist leichtlich ins Werk zu stellen, wenn die Frau auf der Seite lieget; ist aber das Kind gros, und das Becken enge, so ist es besser die Frau liege auf dem Rucken, wie bey der XXIV. Tafel gemeldet worden, und wenn man die Beine nebst dem Körper bis an die Schultern heraus gezogen hat, mus man die Arme vorsichtig hervor zu bringen suchen, und den Kopf heraus ziehen. Kan das Kind nicht gedoppelt heraus gebracht werden, mus man den Hintern in die Höhe treiben, wäre aber der Widerstand der Gebährmutter so gros, daß die Beine nicht heraus gezogen werden könnten, so mus sich die Frau so wenden, daß sie sich auf ihre Knie und Ellebogen steure. Hat man nun auf diese Weise die Beine heraus gebracht, läßt man die Frau wieder auf den Rucken legen, damit der Körper nebst dem Kopf, nach oben beschriebener Weise mit mehrer Freyheit heraus gezogen werden könne. Kan man den Kopf nach wiederholten Versuchen nicht gewinnen, ohne daß das Kind dadurch zu Schaden komme und solchem der Hals verrenket werde, so mus man sich, wie in der XXXV. Tafel der langen, krummen Zange bedienen. Ist mit solcher ebenfalls nichts auszurichten, so kan man eine Zeit lang zusehen, ob die Wehen nichts vermögen, und wenn auch diese nichts befördern, mus man sich des Hackens bedienen, wie bey der XXXIX. Tafel gezeiget wird.

TAB. XXX.

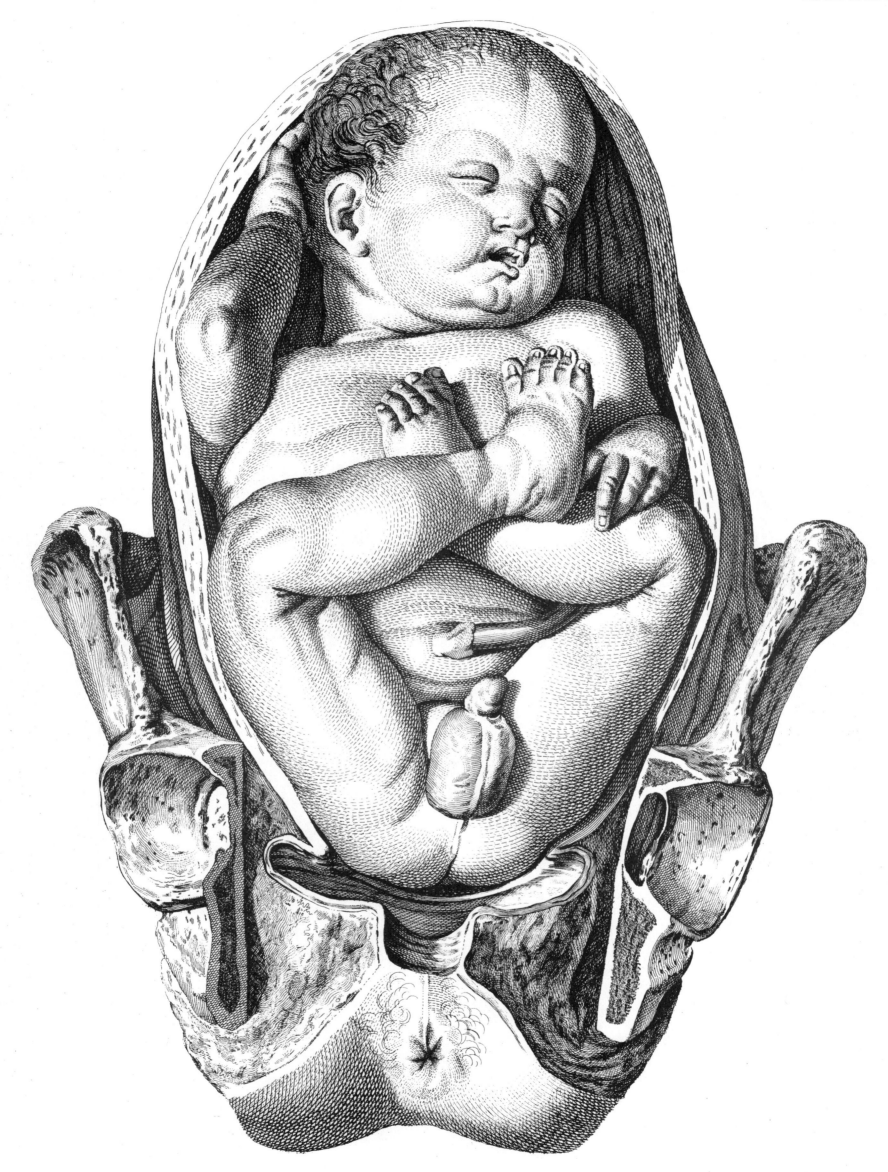

J. Seligmann excud. Norimbergae.

TAB. XXXI.

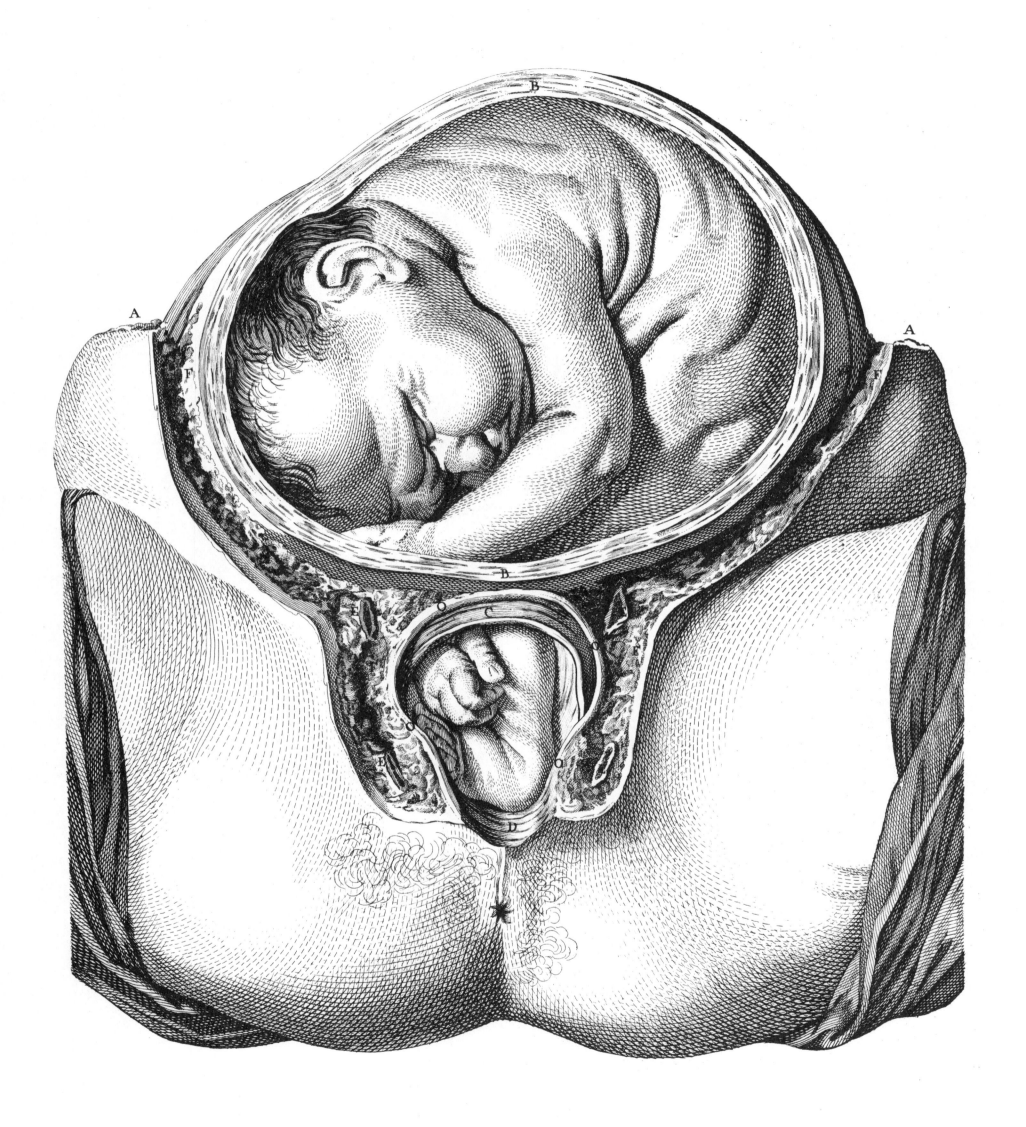

J. M. Seligmann excud. Norimbergae.

TABULA TRIGESIMA PRIMA

Sistit *Peluim* a parte anteriore inque ea *Foetum*, per *Vteri* contractionem ita compressum, vt pilae formam habeat ipsiusque anteriores partes, inferiores *Vteri* partes spectent, pesque alter cum manu altera in *Vaginam* sit prolapsus. Ablata est hac in icone anterior *Peluis* pars sectione in longitudinem, per medium *Foramen magnum*, facta.

AA *Partes superiores* Ossium Ilium.
BB *Vterus.*
C *Os Vteri* dilatatum, comparens
OOOO in *Vagina*
D Inferior posteriorque *Oris externi* pars.

EEEE Partes reliquae *Ossium* Pubis et *Ossium Ischiorum.*
FFFF *Membrana adiposa.*

Monstrat haec, tresque sequentes Tabulae, quatuor diuersos *Foetus* in *Vtero* positos, insuperque docent, qua ratione, in his aeque ac aliis praeter naturam casibus, partus sit iuuandus.

In omnibus, qui praeter naturam accidunt, casibus, in pedes conuersus infans non difficulter extrahitur, si, antequam *Membranae* ruptae sint et aquae effluxerint, habitum ipsius nouerimus. Sin *Peluis* est angustior, mulierque viribus pollet, caput grandius ita potest dirigi, vt naturali prodeat via. Quodsi vero omnis effluxerit humor, *Vterusque* contractus infantis corpus arctius stringat, hac ratione rarius res perficitur, quum *Vteri* compressio lubricumque infantis caput impedimento sint.

Oportet autem, praesenti in casu, mulierem sic collocare vt resupina sit, vel alterum in latus cubet, vti jam Tab. XVI. et XXIV. monitum fuit. Vbi dein chirurgus *Os externum* digitis suis sensim dilatauit, eosdem in *Vaginam* demittere partesque *Foetus* emergentes in *Vterum* retro repellere debet, sin spatium id permittat, ipsam intus dare potest manum *Osque internum* adaperire, nisi sufficienter jam a *Membranis Aquisque* tuerit adapertum. Dein manum in *Vterum* demittere debet, vt positum *Foetus* sentiat; tum si clunes propiores sint capite, alter etiam quaerendus est pes, vt bini adduci atque vltra *Os externum* protrahi queant. Linteo illi tunc sunt obuoluendi, et postquam eosdem manu comprehendit chirurgus, alteram in *Vterum* inserere debet manum caputque *Foetus* repellere, altera vero, qua pedes apprehendit, crura extrahere. Si caput fuerit repulsum, nec relabatur, educere ex *Vtero* manum potest chirurgus, partusque negotium, ratione praecedentibus in Tabulis indicata, perficere. Si incongrua illa methodo res tentetur, qua vnum binosue pedes apprehendunt eosdemque adducunt, fieri quidem potest, vt clunes protrahantur caputque *Fundum* versus dirigatur; sin minus id accidat, periculum est, ne *Foetus* luxationem patiatur, id quod methodo antea indicata praecauetur. Si *Membranae* ruptae fuerint, antequam *Os vteri* sufficienter sit adapertum, neque chirurgus manum intus dare queat, id quod interdum primo in partu contingere solet, expectandum est, donec partes *Foetus* altius descendant, decrescet enim hac ratione Oris interni rigiditas.

Die Ein und dreyßigste Tafel

Zeiget in einem von vornen vorgestellten Becken, die durch Zusammenziehung der Mutter rund zusammen gepreßte Frucht, deren vordere Theile nach jener ihrem untern Theil gekehret sind, eine Hand aber und ein Fus sind in die Mutterscheide eingetretten. In dieser Figur ist der vordere Theil des Beckens durch einen nach der Länge, mitten durch das grosse Loch, gemachten Schnitt hinweggenommen worden.

AA Die obern Theile der Darmbeine.
BB Die Gebährmutter.
C Der ausgedehnte Muttermund, welcher sich
OOOO in der Mutterscheide zeiget.
D Der untere und hintere Theil des äussern Muttermundes.

EEEE Der Rest von den Schambeinen und Hüfftbeinen.
FFFF Die Fetthaut.

Diese Tafel und die drey folgenden, stellen vier verschiedene widernatürliche Lagen des Kindes in der Mutter vor, und können zum Unterricht dienen, wie so wohl in diesen, als in allen andern widernatürlichen Fällen, das Kind zur Welt zu bringen seye.

In allen widernatürlichen Fällen, kan das Kind leichtlich gewendet und bey den Füssen heraus gezogen werden, wenn man solche erkennet, ehe noch die Häutlein zerrissen und die Wasser gesprungen sind; oder wenn das Becken enge und die Frau starck ist, so kan man den Kopf, wenn er gros ist, in eine solche Lage bringen, daß er ordentlich komme. Sind aber die Wasser gänzlich verloffen und hat sich die Mutter starck um den Körper des Kindes zusammen gezogen, kan lezteres selten geschehen; weil die Mutter zu starck druket, und des Kindes Kopf zu schlipferig ist.

In gegenwärtigem Fall kan die Frau entweder auf den Rucken, oder auf die Seite geleget werden, wie in der XVI. und XXIV. Tafel gezeiget worden, und wenn der Operateur den äusseren Muttermund nach und nach mit seinen Fingern erweitert hat, mus er solche in die Mutterscheide bringen, und die Theile des Kindes, welche eingetretten sind, in die Mutter zuruck treiben, oder wenn so viel Raum da ist, kan er die Hand hinein bringen um den innern Muttermund zu erweitern, wenn er nicht bereits vorher durch die Häute und Wasser genugsam ausgedehnet worden. Ist dieses geschehen mus er mit seiner Hand in die Mutter fahren, um von der Lage des Kindes Bericht einzunehmen, und wenn der Hintere niedriger als der Kopf stehet, den andern Fus suchen, und also beede Füsse bis über den äussern Muttermund heraus ziehen. Hierauf mus um solche ein Tuch gewickelt werden, und wenn er selbige mit einer Hand umfasset, soll er mit der andern in die Mutter fahren, um damit den Kopf des Kindes in die Höhe zu heben, wenn er an den Füssen und Schenkeln, mit der andern Hand, womit er sie hält, ziehet. Stehet der Kopf in der Höhe, und fällt er nicht wieder herab, kan der Operateur die Hand aus der Mutter heraus ziehen, und die Entbindung, wie in den beeden vorigen Tafeln gezeiget worden, zu Ende bringen. Wenn man nach der gewöhnlichen schlechten Manier einen oder beyde Füsse hält und daran ziehet, so kan zwar der Hintere kommen, und sich der Kopf nach dem Grund der Mutter zu in die Höhe begeben, sollte solches aber nicht geschehen, so ist sehr zu befürchten, daß am Kind keine Verrenkung geschehe, welches nach obiger Weise vermieden wird. Sind die Häute zerrissen, ehe sich der Muttermund weit genug geöffnet hat, und kan der Operateur seine Hand nicht hinein bringen, welches manchmalen bey solchen Frauen geschiehet so das erstemal schwanger sind, so läßt man die Theile des Kindes immer weiter heran rucken, hiedurch aber wird der innere Muttermund sich bald erweitern.

J

TABVLA TRIGESIMA SECVNDA

Eadem, ac in praecedenti, partium sistitur repraesentatio, sed contrarius prorsus est *Infantis* positus: spectant namque clunes anterioresque partes *Fundum Vteri*; descendit sinistrum Brachium in *Vaginam*, parsque illius anterior ex *Ore externo* propendet, humerus etiam in *Os Vteri* adactus est.

Inserere debet, hoc in casu, chirurgus digitos suos, inter posteriorem *Vaginae* partem brachiumque *Foetus*, vt humerum repellat, manuque in Vterum demissa, habitum positumque illius explorare possit. Hoc cognito, eam in partem *Vteri*, qua caput haeret, humerus est compellendus, quo caput in *Fundum* ascendat. Si corpus infantis dimoueri atque sic dirigi nequeat vt pedes apprehendi possint, manu altius demissa chirurgus eosdem conquirere, conquisitos apprehendere, et, quandum quidem fieri potest, adducere debet. Vbi hac ratione positus non mutatur, repellendus est humerus, pedesque alternatim attrahendi sunt, donec in *Vaginam* adducantur, vel extra *Os externum* protrahantur; tum vero partus, vt priore in casu, est expediendus.

Si pedes vltra *Vaginam* adduci nequeant, laqueo constringendi sunt bini tali, hujusque ope vlterius protrahendi, dum altera manu, antea jam in *Vterum* demissa, humeri cum capite repelluntur. Poterit conduplicata hac vi et positus infantis mutari et partus iuuari. Vbi ejusmodi in casibus humerus in *Fundum* repellitur, vtplurimum brachium in *Vterum* retrahitur; sin ita intumuerit, vt impedimento sit, quo minus chirurgus manum in *Vterum* demittere, brachiumque replicare vel reducere queat, hoc, pro educendo partu muliereque seruanda, prope humerum vel cubitum abscindendum est. Si bina prodeant brachia, thoraxque propinguus sit ratione jam descripta res est peragenda.

Quod ad explicationem hujus sequentisque attinet Tabulae, praecedentis explicatio, locaque ibidem citata sunt inspicienda.

Die Zwey und dreyſigſte Tafel

Zeiget unter eben der Vorſtellung, wie in voriger, das Kind in ganz anderer Lage, indem der Hintere nebſt deſſelben vordern Theilen gegen den Grund der Mutter gekehret ſind; der linke Arm ſteckt in der Mutterſcheide, und der Vorderarm hangt auſſerhalb des äuſſeren Muttermundes, auch iſt die Schulter in den Muttermund mit eingepreßt.

In dieſem Fall mus der Operateur ſeine Finger zwiſchen den hintern Theil der Mutterſcheide und den Arm des Kindes bringen, um die Schulter in die Höhe zu heben und Platz zu gewinnen, daß er mit der Hand in die Mutter kommen und des Kindes Lage unterſuchen könne. Iſt ihm dieſe bekannt, ſo ſoll er die Schulter nach denjenigen Theil der Mutter hintreiben, in welchem der Kopf ſtehet, um dieſen in den Grund derſelben zu bringen. Kan der Körper des Kindes nicht beweget und in eine bequeme Lage gebracht werden, um die Füſſe zu bekommen, ſo mus der Operateur ſeine Hand immer höher hinauf zu ſchieben trachten, um die Füſſe zu ſuchen und ſolche veſt zu halten, auch ſo viel als möglich herab zu bringen. Würde hiedurch die Lage noch nicht verändert, mus man die Schulter hinauf treiben und an den Füſſen wechſelsweis ziehen, bis man ſie in die Scheide oder über den äuſſeren Muttermund heraus gebracht hat, ſodenn kan die Entbindung, wie im vorigen Fall, zu Ende gebracht werden.

Können die Füſſe nicht weiter als bis in die Scheide herabgebracht werden, mus man um beede Knöchel eine Schlinge legen, da man dann die Beine weiter herabbringen kan, wenn mit der einen Hand an der Schlinge gezogen, mit der andern aber, welche bereits vorher in die Mutter gebracht worden, der Kopf nebſt den Schultern in die Höhe getrieben wird. Durch dieſe doppelte Gewalt kan die Lage des Kindes verändert und die Entbindung bewerkſtelliget werden. Wenn in dergleichen Fällen die Schulter nach den Grund zu getrieben wird, ſo gehet der Arm insgemein in die Mutter zurück; iſt ſelbiger aber ſo aufgeſchwollen, daß der Operateur ſeine Hand nicht hinein bringen kan, und ſich der Arm nicht biegen oder in die Mutter zurück bringen läßt, mus ſolcher, um die Frau zu entbinden und zu erhalten, an der Schulter, oder am Ellebogen abgenommen werden. Kommen beede Arme, und ſtehet die Bruſt da, ſo verfähret man oben beſchriebener maſſen.

Was die Erklärung dieſer und der folgenden Tafel anbetrifft, ſo kan die vorhergehende nebſt den daſelbſt angeführten Stellen nachgeſehen werden.

TAB. XXXII

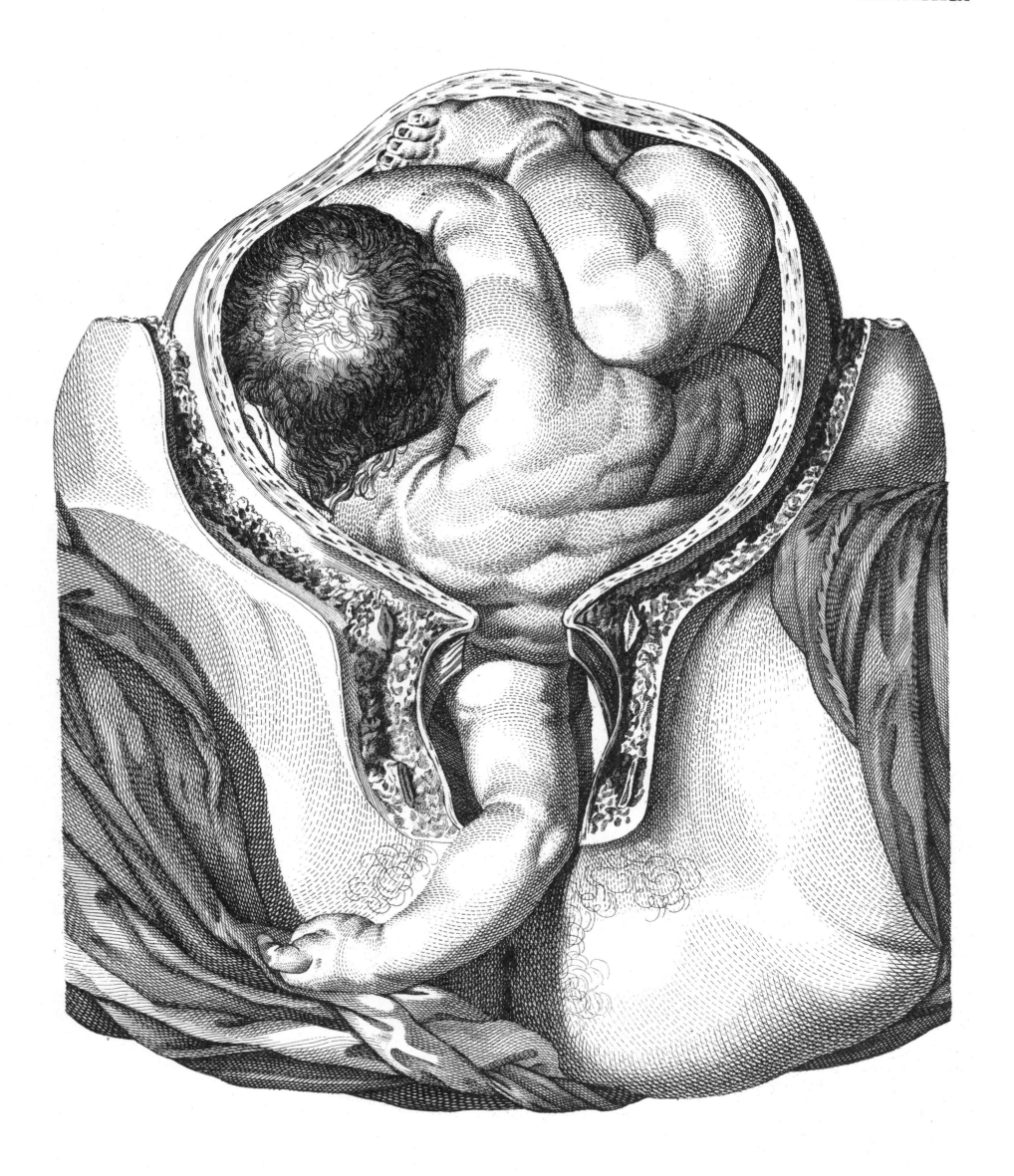

J. M. Seligmann excud. Norimbergae.

TAB. XXXIII.

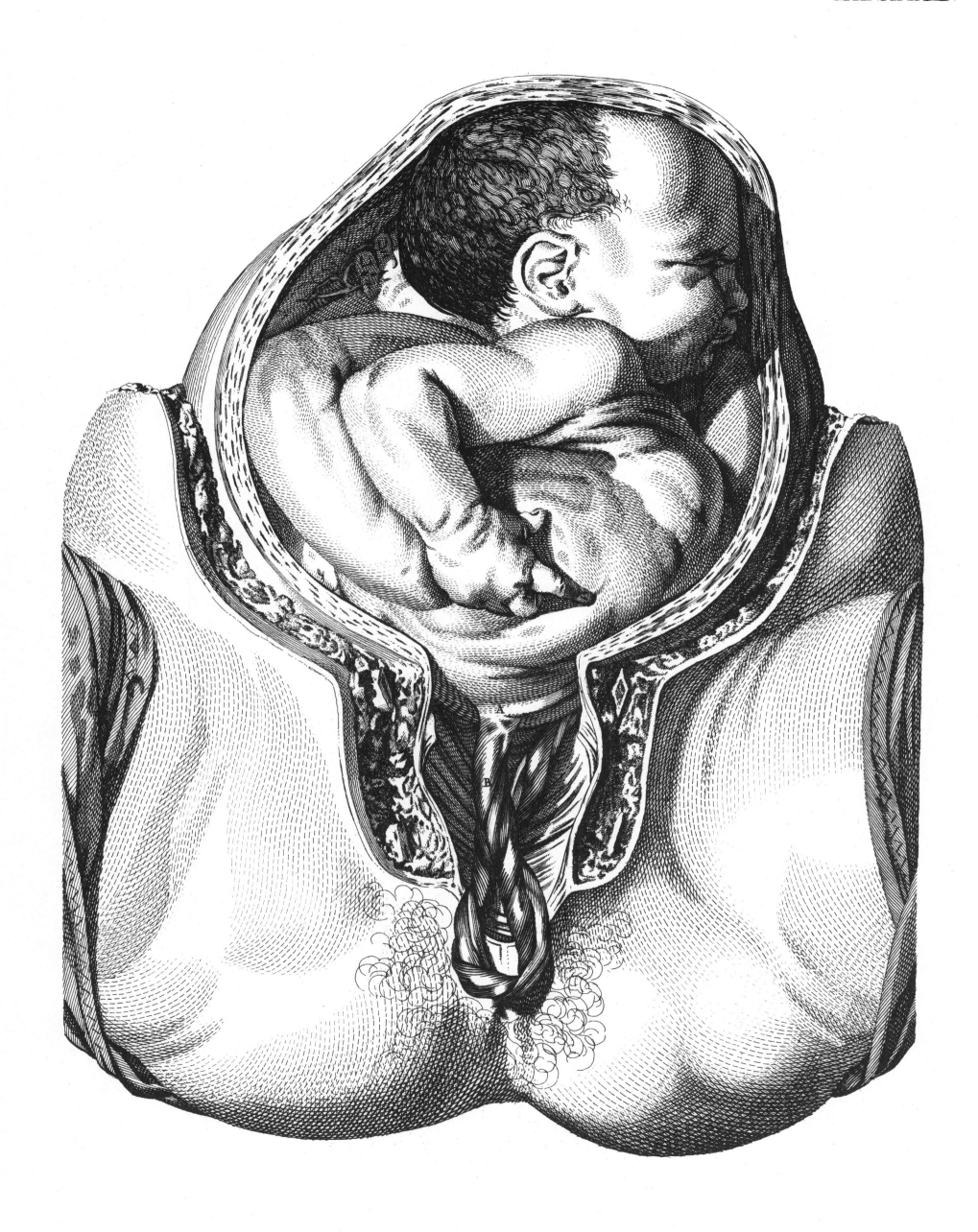

J. M. Seligmann excud. Norimbergae.

TABVLA TRIGESIMA TERTIA

In *Pelui*, eadem ratione ac praecedenti in tabula repraesentata, sistit tertium exemplum *Infantis* pilae ad formam compressi, ventre, vel *Regione vmbilicali*, ad *internum vteri Os* ea ratione cubantis, vt in *Vaginam* prolapsus *Vmbilicus*, externo propendeat ex *Ore*.

Iuuatur hoc in casu partus, vt praecedenti in Tabula ostensum fuit, si thorax repellatur, pedesque conquirantur. Si venter infantis in propinquo sit, facilius pedes inueniuntur, quam vbi thorax proximus est, quod, priore in casu, caput propius ad *Vteri Fundum* haeret, crura vero pedesque inferiora magis spectant. Ventre vel thorace in inferiorem *Peluis* partem compulso, metuendum est, ne *Vertebrae* infantis incuruentur spinaeque medulla comprimatur; neque etiam nisi summa vi, partes hae in *Vterum* repelluntur, quo pedes apprehendi queant. Oportet hinc nonnunquam, vt mulier, genubus cubitisque innitatur, atque sic *Musculorum Abdominis* renixus minuatur. Si *Vmbilicus* externo ex *Vteri Ore* propendeat, atque arteriarum ictus in eo sentiantur, protinus est refundendus, vt *Vaginae* calore foueatur, ne sanguinis motus sistatur, isue ipse ab aere frigido cogatur. Si vna cum capite *Vmbilicus* prodeat, in summo periculo versatur infans, nisi partus, ipsis doloribus, vel pedum protractione, promoueatur.

Quòd ad explicationem huius tabulae locaque citata attinet, conferendae sunt binae praecedentes tabulae.

Die Drey und dreyßigste Tafel

Zeiget, bey der nämlichen Vorstellung des Beckens, wie in der vorigen, eine dritte Art der Lage eines rund um zusammengepreßten Kindes, welches mit dem Bauch, oder mit der Gegend um den Nabel, am inneren Muttermund lieget, und dessen in die Scheide eingetrettene Nabelschnur, sich am äussern Muttermund sehen läßt.

In diesem Fall wird die Entbindung, wie in der vorigen Tafel, dadurch befördert, daß man die Brust in die Höhe treibet, und die Füsse herabzubringen suchet. Wenn das Kind mit dem Bauch kommet, ist es leichter zu den Füssen zu gelangen, als wenn sich die Brust darbietet; weil im ersten Fall der Kopf dem Grund der Mutter näher ist, die Schenkel und Füsse aber weiter unten sind. Wenn der Bauch oder die Brust in den untern Theil des Beckens hineingetrieben wird, ist zu befürchten, es mögten die Wirbelbeine des Kindes verbogen, und das Ruckenmark gedrucket werden, auch wird grosse Gewalt erfordert, diese Theile in die Mutter zurück zu treiben, um zu den Füssen zu kommen; daher es denn manchmalen nöthig ist, daß sich die Frau umwende und auf den Knien und Ellebogen ruhe, um den Widerstand der Muscln des Unterleibes zu vermindern. Wenn die Nabelschnur vor den äusseren Muttermund heraus tritt, und man fühlet, daß sie noch schläget, mus man solche alsobald wieder zurückbringen, und in der Scheide warm halten, damit der Kreislauf nicht gehemmet werde und, wenn sie der kalten Luft ausgesezet ist, keine Stockung in selbiger entstehe. Kommt die Nabelschnur nebst dem Kopf, so ist das Kind in Gefahr, wenn es nicht bald durch die Wehen, oder durch das Herausziehen bey den Füssen, zur Welt gebracht wird.

Es können hier die beeden vorhergehenden Tafeln, in Ansehnng der Erklärung und der angeführten Stellen, nachgesehen werden.

TABVLA TRIGESIMA QVARTA

Repraesentat *Peluim* a latere, nec non casum, ex iis qui contra naturam accidunt, difficillimum. Prodit infans sinistro humero, thorace atque collo, caput vero ad *Pubem* haerens, dextrum humerum dorsumque versus reflexum est; pedes atque nates *Fundum* occupant *Vteri*, qui valde contractus ipsum infantis corpus, oblongae Vaginae instar ambit.

ABC *Os sacrum* nec non *Os Coccygis*.

D *Os Pubis* sinistrum.
E Pars *Vesicae*.
F *Intestinum rectum*.
M *Anus*.
MN *Perinaeum*.
V *Vrethra*.
O *Os Vteri* nondum adapertum, posteriora spectans atque *Intestino recto* et *Ossi Coccygis* obuersum.

RS Idem *Os Vteri*, punctis delineatum, a doloribus jam exortis, adapertum.

TU *Os Vteri* amplius, sed magis posteriorem quam anteriorem partem *Peluis* versus adapertum.

WP Idem anterius nondum ex integro, posterius vero ita dilatatum, vt prorsus euanuerit; quin continuus interdum, hoc in loco, cum *Vagina* sit *Vterus*.

Patet hinc, cur anterior *Oris vterini* pars saepius ante caput *Infantis Pubem* versus adigatur; quodsi vero partus hinc retardetur, eundem juuare possumus, si inter Caput ipsamque hanc partem, vnus alterve digitus inseratur. V. Tabulam IX. X. XI. XII. XIII.

Vbi Infans ita fuerit compositus, educique debeat, partes quae in propinquo sunt, manu retro repellantur, quo caput sursum tollatur inque *Vteri Fundum* ascendat. Quodsi ob arctiorem *Vteri* contractionem id fieri nequeat, caute pedetentimque chirurgus manum prope thoracem ventremque demittere debet, vt crura pedesque apprehendere, apprehensosque, quantum quidem infantis positus permittit, educere queat. Tunc vero corpus, partes inferiores retropellendo, superiores attrahendo, ita est conuertendum, vt, pedibus vltra *externum Os* protractis, ipse foetus, vt in XXXI. Tabula, educatur. Sin pedes non eo vsque adduci atque ex *Vteri externo Ore* propendentes comprehendi queant, tali, vt XXXII. in Tabula, laqueo sunt constringendi.

Conferantur loca I. atque ad III. partis ad Tabulam XXXI. citata.

Die Vier und dreyßigste Tafel

Stellet das Becken von der Seite und zugleich einen der schwersten widernatürlichen Fälle vor. Das Kind ist mit der lincken Schulter, mit der Brust und dem Hals eingetretten, der Kopf ist über die Schamgegend, nach der rechten Schulter und den Rücken zurück gebogen, die Füsse und der Hintere aber stecken oben im Grund der Mutter, welche um den Körper des Kindes, gleich einer langen Scheide zusammen gezogen ist.

ABC Das heilige Bein und das Schwanzbein.
D Das Schambein an der lincken Seite.
E Ein Theil von der Harnblase.
F Der Mastdarm.
M Der After.
MN Das Mittelfleisch.
V Der Harngang.
O Der noch nicht geöffnete Muttermund, welcher nach hinten, nach dem Mastdarm und Schwanzbein zu stehet.

RS Eben derselbe, durch punctirte Linien vorgestellet, wie er von denen Wehen, so sich nunmehr einzustellen angefangen, geöffnet worden.

TU Eben derselbe weiter geöffnet, doch mehr nach dem Hintern als vordern Theil des Beckens zu.

WP Eben derselbe von vornen noch nicht völlig, von hinten aber so weit ausgedehnet, daß man nichts mehr davon siehet, indem die Mutter und die Mutterscheide, daselbst manchmalen nur eine Fläche mit einander machen.

Hieraus ist zu ersehen, warum der vordere Theil des Muttermundes vielmals vor dem Kopf des Kindes her und an die Schamgegend angetrieben werde; wenn nun aber dadurch die Entbindung aufgehalten wird, kan man solche befördern, wenn man einen oder zwey Finger zwischen den Kopf und diesen Theil bringet. S. die IX. X. XI. XII. XIII. Tafel.

Wenn das Kind die auf dieser Tafel vorgestellt Lage hat, und solches entbunden werden soll, mus man suchen, die Theile, womit es eingetretten, mit der Hand zuruck zu treiben, um den Kopf hinauf und in den Grund der Mutter zu bringen. Ist solches wegen des starken Zusammenziehens der Mutter nicht möglich, so mus der Operateur seine Hand sachte und vorsichtig, längst der Brust und dem Bauch des Kindes hinauf schieben, um zu den Schenkeln und Füssen zu kommen; diese muß er ergreiffen, und so weit herabziehen, als es die Lage des Kindes erlauben will. Hierauf soll der Körper desselben durch Hinauftreibung der untern Theile, und Anziehung der obern, herumgewendet werden, bis die Füsse zum äusseren Muttermund herausgebracht und das Kind, wie in der XXXI. Tafel entbunden worden. Kan man aber die Füsse nicht bekommen, daß man sie ausserhalb des äussern Muttermundes ergreiffen kan, muß man um die Knöchel eine Schlinge legen, wie in XXXII. Tafel.

S. die bey der XXXI. Tafel angeführte Stellen des I. und III. Theiles.

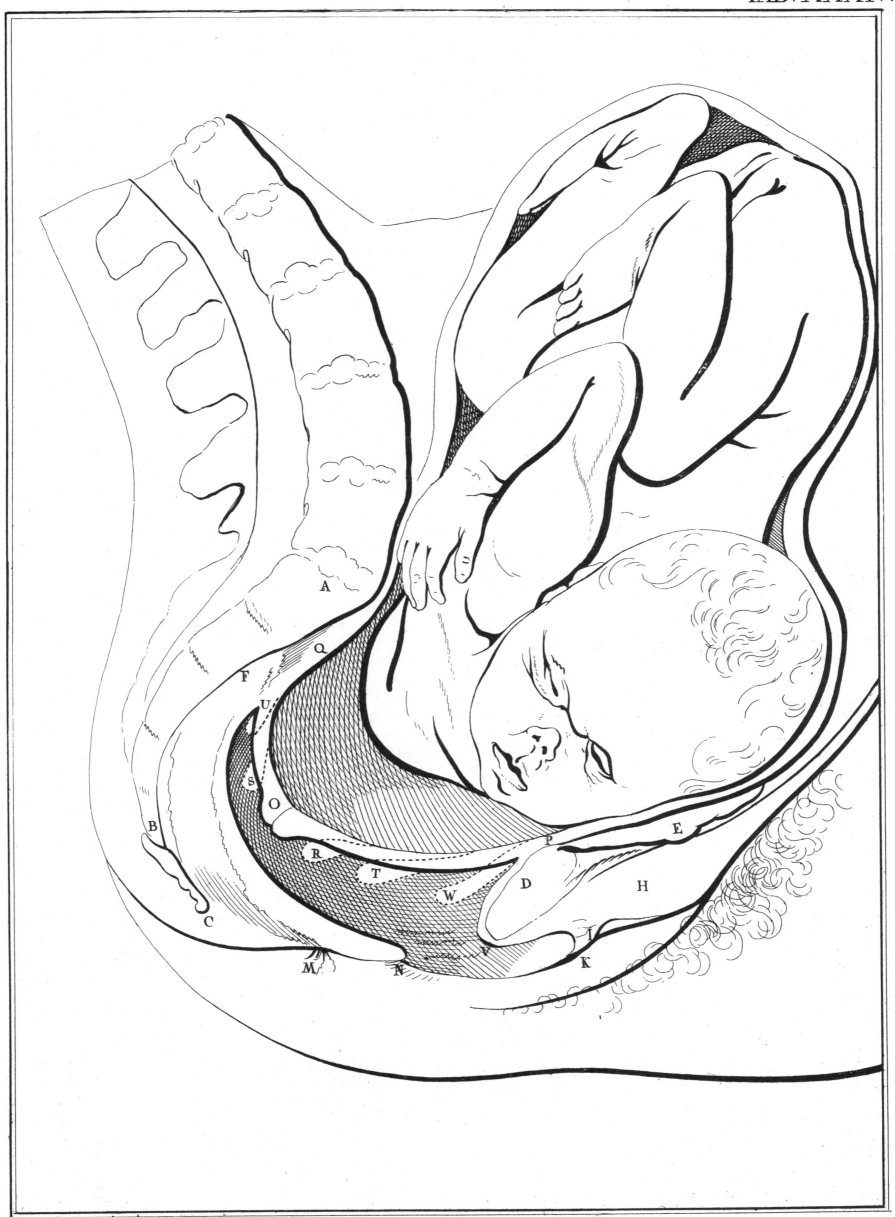

TAB. XXXIV.

TAB. XXXV.

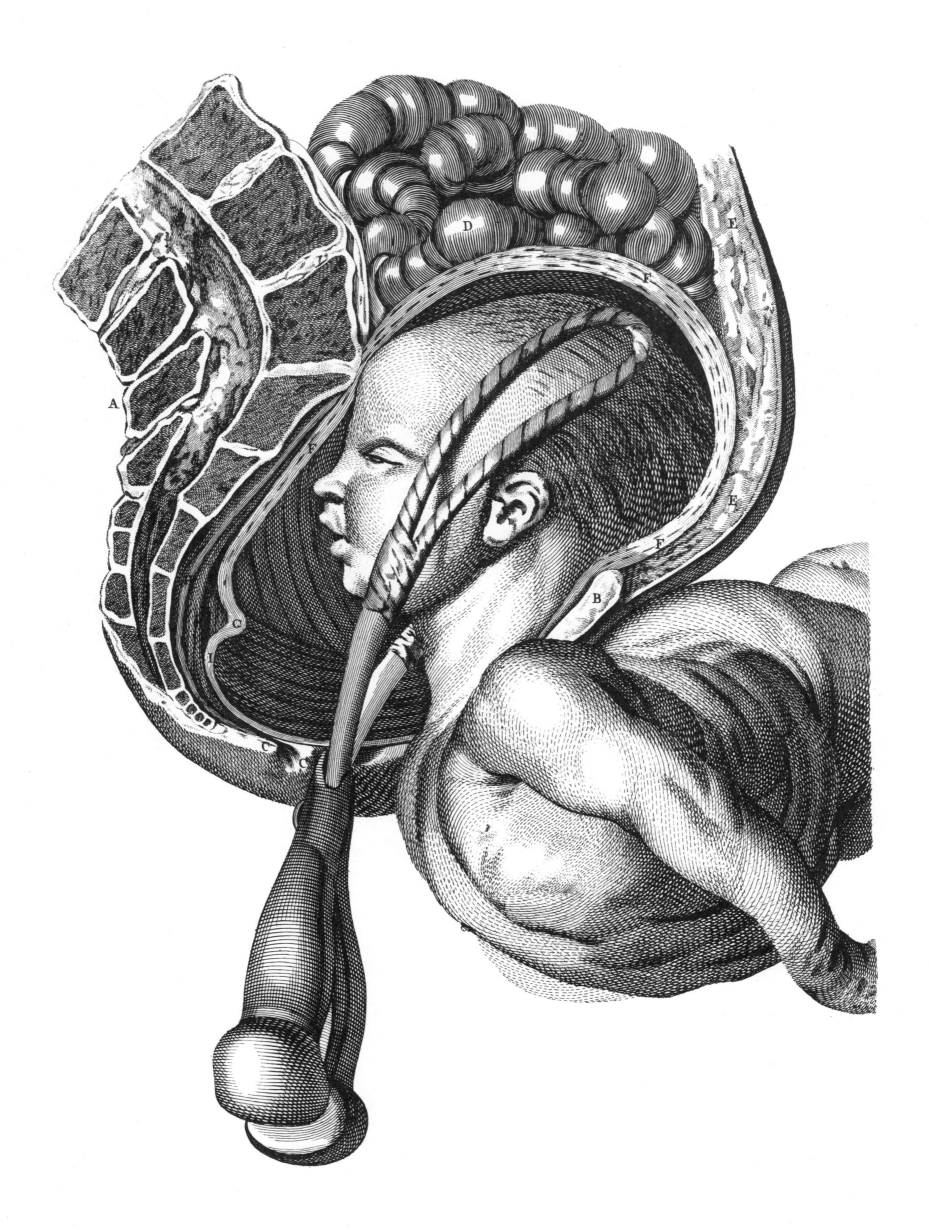

J. M. Seligmann excud. Norimbergae.

TABVLA TRIGESIMA QVINTA

Peluim a latere exhibet, rationemque docet qua, ope longioris incuruaeque forcipis, in casibus contra naturam, *Infantis* caput sit extrahendum, si id ipsum methodo ad Tabb. XXIX. & XXX. indicata, per ipsas manus educi nequeat.

A Tres inferiores *Lumborum Vertebrae*, cum *Osse sacro*, *Osseque Coccygis*.
B *Os Pubis* sinistri lateris.
CC *Perinaeum* atque *Anus* forcipe retroacti.

D *Intestina*.
EE *Abdominis* parietes.
FFF *Vterus*.
G Pars posterior *Oris Vteri*.
H *Intestinum rectum*.
I *Vagina Vteri*.

Si corpore brachiisque infantis extractis, methodo in explicatione citatarum tabularum, nec non in I. et III. Parte fusius descripta, caput per ipsas manus educi nequiuerit; vt infans conseruetur, qui ob vertebrarum colli luxationem, medullaeque spinalis compressionem in mortis periculo versatur, haec adhibenda curatio est. Si resupina mulier transuerso lecto sit collocata, oportet ex assistentibus aliquem corpus atque brachia infantis sursum tollere, quo chirurgus facilitatem agendi nanciscatur, vbi altera manu faciem infantis apprehendit atque retrorsum direxit, vt forcipem lateribus capitis magis commode injicere queat, manum alteri auri admouere, altera vero manu forcipis brachium, inter manum atque caput dimittere debet, ita vt incurua forcipis pars, ceu Tabula monstrat, *Pubem* spectet. His peractis manum educit, eademque forcipis brachium retinet, donec alteram manum, prope alterum capitis latus inseruerit, qua brachium forcipis jam demissum, eo compulso capite, comprimit, ne dum, opposito in latere, alterum demittit brachium, id ipsum elabatur. Cauere dein debet ne vbi bina demissa forcipis brachia jungit, partem aliquam Vaginae arripiat comprimatque. Si latera capitis forcipe firmiter fuerint apprehensa, facies atque sinciput, in latus prope marginem *Peluis* conuerti debent, vt latior capitis pars, in latiorem hujus marginis partem ingrediatur. Attrahi tunc caput inferiora versus atque, prout renixus ex magnitudine ipsius, vel ex peluis angustia oriens, id requirit, major etiam vis adhiberi debet. Tum si sinciput propius est attractum, ea ratione est conuertendum, vt cauitatem intret, quam *Os sacrum* cum *Coccyge* format, quod dum fit, manubria forcipis sursum sunt tollenda, ipsa vero sub protractione *externo ex Ore* omnia illa sedulo obseruanda, quae in explicatione XIX. et XXX. Tabull. fuerunt dicta. Hac ratione caput educi, atque infans saepius seruari potest, neque vt vncus adhibeatur opus est, nisi Peluis adeo sit angusta, vt caput, ni extenuetur, educi prorsus nequeat.

V. Tab. XXXIX, vt et Part. I. Lib. III. Cap. 4. Sect. 5. nec non Collect. 34. et 35.

Die Fünf und dreyßigste Tafel

Zeiget das Becken von der Seite, und wie vermittelst der langen krummen Zange, in widernatürlichen Fällen, des Kindes Kopf herauszuziehen seye, wenn solches nicht, nach der bey der XXIX. und XXX. Tafel beschriebenen Weise, mit den Händen bewerkstelliget werden kan.

A Die drey letzten Wirbelbeine der Lenden, nebst dem heiligen Bein und dem Schwanzbein.
B Das Schambein linker Seite.
CC Die Gesäsnath und der After, welche mit der Zange zurück gedrucket werden.
D Die Gedärme.
EE Theile des Unterleibes.
FFF Die Gebärmutter.
G Der hintere Theil des Muttermundes.
H Der Mastdarm.
I Die Mutterscheide.

Wenn der Leib und die Arme des Kindes heraus gebracht worden, und man sich bemühet hat, nach den in der Erklärung der angeführten Tafeln vorgeschlagenen und im I. und III. Theil umständlicher beschriebenen Methoden, den Kopf vermittelst der Hände herauszubringen; kan man, um das Kind zu erhalten, welches sonst, wegen Verenkung der Halswirbel und Druckung des Ruckenmarkes, verlohren gehen könnte, sich folgender Art bedienen. Wenn die Frau, wie in der XXIV. Tafel auf den Rucken liegt, muß einer von den beystehenden den Körper und die Arme des Kindes oberwärts nach den Leib der Frauen zu halten, damit der Operateur mehr Platz bekomme, welcher, wenn er eine Hand an des Kindes Gesicht gebracht, und solches von der Seite etwas ruckwärts gedrehet hat, damit er die Zange, an den Seiten des Kopfes, bequemer anlegen könne, seine Hand nach einem Ohr hinbringen, und eines der Blätter von der Zange mit der andern Hand, zwischen solche und den Kopf hinein schieben muß, so, daß die krumme Seite, wie die Tafel zeiget, nach der Schamgegend gerichtet seye. Ist dieses geschehen, so ziehet er die Hand heraus, um mit solcher das Blat der Zange zu halten, bis er die andere Hand an die andere Seite des Kopfes hinein gebracht hat, wodurch denn derselbe an das hineingeschobene Blat angedrucket wird, daß es nicht herausfallen kan, wann er mit der andern Hand an der gegenüber stehenden Seite das Blat hinein schiebet. Sind nun also die beeden Blätter hinein gebracht worden, hat er sich in Acht zu nehmen, wenn er solche zusammenfüget, daß kein Theil der Mutterscheide eingeklemmet werde. Wenn die Zange an den Seiten des Kopfes fest anlieget, mus das Gesicht nebst dem Vorderhaupt, wieder nach der Seite des Randes vom Becken gedrehet werden, wodurch der breite Theil des Kopfes in den breiten Theil des Randes vom Becken kommt. Hierauf wird der Kopf weiter herunter gebracht und, nachdem es der Widerstand des grossen Kopfes, oder die Enge des Beckens erfordert, immer mehr Gewalt gebraucht. Ist nun das Vorderhaupt weit genug herabgebracht worden, mus es so gedrehet werden, daß es in die Höle des heiligen Beines und des Schwanzbeines zu stehen komme, wobey die Handgriffe der Zange in die Höhe zu halten, und in Herausziehung des Kopfes durch den äusseren Muttermund mit eben der Vorsicht zu verfahren, wie bey der XIX. und XXX. Tafel gemeldet worden. Auf diese Weise kan der Kopf herausgebracht, und das Kind öffters erhalten werden, ohne daß man den Haacken zu gebrauchen nöthig hätte, ausgenommen bey solchen Becken, welche so enge sind, daß es unmöglich ist, den Kopf, ohne seine Grösse zu vermindern, herauszuziehen.

S. die XXXIX. Tafel, wie auch des I. Theils III. Buch 4 Cap. im 5. Abschn. und des III. Th. 34 und 35 Sammlung.

Die

TABULA TRIGESIMA SEXTA

Monstrat *Peluim* a latere, nec non qua ratione, ope incurui vnci, *Infantis* caput sit extrahendum, si ob nimiam sui magnitudinem, vel ob *Peluis* angustiam, a corpore jam extracto auulsum in Vtero manserit.

ABC *Os sacrum* atque *Os Coccygis*.
D *Os Pubis* sinistri lateris.
EE *Vterus*
F Pars Vnci qua alteri jungitur.

g h i Acumen vnci intra *Cranium*.

Vbi, hoc in casu, sinciput ad *Os Pubis* haeret, vel ob foetum jam mortuum, atque putridum, corpus fuerit abruptum inferiorque maxilla auulsa, longiore incuruaque forcipe caput educi potest. Quodsi vero ob nimiam magnitudinem capitis, *Peluisque* angustiam, res dicta ratione peragi nequeat, caput aperiendum est, quo, dum extrahitur, extenuetur. Vbi itaque parturiens dorso vel lateri incumbit, vt in explicatione Tabb XVI. & XXIV. dictum fuit; Chirurgus sinistram manum in *Vterum* demittere, sinciputque infantis dextrum latus versus ad marginem *Peluis* nonnihil retrorsum conuertere debet, mento inferiora spectante. Dein palmam atque digitos ad Fontanellam vsque demittit, caputque pollice et auriculari digito firmiter, quantum quidem fieri potest, retinet, dum simul assistentium aliquis *imum Ventrem* vtroque in latere manibus premit, ne Vterus in media infimaque ipsius parte dimoueatur. Tum, vbi chirurgus dextra manu vncum dimisit capitique appliciut, ita, vt ipsius acumen sinciput, conuexa vero pars *Os sacrum* spectet, eundem sub sinistra manu ad *Fontanellam* vsque promouet, ibidemque vel etiam prope illam vnci acumen defigit, sinistram manum in eodem semper seruans situ, donec altera, acumine instrumenti cranium forarit, quo facto illud ipsum a *k* ad *i* vsque aperit. Fortius tum comprehenso vnco, sinistram manum omni educit cautione, ne partium mutetur situs, atque sic, ejus ope qui imum comprimit ventrem, ipsum caput magis descendet. Dein binos anteriores digitos sinistrae manus in os inserit, pollicem vero inferiori admouet maxillae, sic tamen vt manus altior sit vnco. Tum chirurgus, omnia firmiter retinens, ambabus manibus leniter trahere potest, atque vbi cerebrum per foramen effunditur, extenuabitur caput, ita, vt extrahi queat. Quodsi caput adeo lubricum sit, vt id fieri nequeat, vel si cranii durities impedimento sit, quo minus foramen sat amplum reddi possit, *Vertex* marginem *Peluis* versus est conuertendus, ita vt *Fontanella* retrorsum spectet, dein bina, lateribus capitis, iniicienda sunt longioris incuruaeque forcipis brachia, sic, vt curuatura ipsius *Pubem* spectet. Iunctis postea brachiis, manubria ipsorum colligantur, vt capiti affixa maneant, vnus vero ex assistentibus eadem retrorsum dirigit, donec cranium ope majoris forficis XXXIX. in Tabula depictae, satis fuerit apertum. Tum leniter educendum est caput, sic tamen, vt *Sinciput* ad latus marginis antea conuertatur, dein, vbi cerebrum effunditur, caputque inferiora versus magis est adductum, id ipsum ita est conuertendum, vt Sinciput cauitatem *Ossis sacri* ingrediatur, postea vero infans, ratione ad Tabulam XVI. indicata, extrahitur.

Monstrat insuper haec Tabula qua ratione vncus capiti sit injiciendus, si chirurgus id ipsum, licet corpus non fuerit separatum, per ipsas manus, vel longiore forcipe, vt XXIX. et XXXV. in Tabula, commode educere nequeat.

V. Part. I, Lib. III. Cap. 7. Sect. 4. Cap. 4. Sect. 5. & Part. III. Collect. 31, 36.

Die Sechs und dreyßigste Tafel

Stellet das Becken von der Seite vor, und wie man vermittelst eines krummen Haackens, den Kopf des Kindes herauszziehen könne, wenn solcher, weil er entweder zu gros, oder das Becken zu enge ist, nach entbundenen und abgesonderten Körper, in der Mutter zuruck geblieben.

ABC Das heilige Bein und das Schwanzbein.
D Das Schambein linker Seite.
EE Die Gebährmutter.
F Der Theil des Haackens, wo er mit dem andern zusammengefüget wird.
g h i Die Spitze des Haackens innerhalb der Hirnschale.

Wenn sich dieser Fall ereignet, weil das Vorderhaupt am Schambein hanget, oder das Kind schon lange tod ist, und so mürbe geworden, daß sich der Körper und der untere Kiefer unvermuthet abgesondert haben, ist die lange aufwärts gekrümmte Zange hinlänglich genug den Kopf herauszuziehen; wäre aber derselbe gros, und das Becken zu enge, und könnte die Entbindung nicht auf angezeigte Weise vollbracht werden; so muß man den Kopf öffnen, damit sich, im Herauszziehen, die Grösse desselben vermindere. Wenn nun also die Gebährende entweder auf dem Rücken oder auf der Seite lieget, wie in der Erklärung der XVI. und XXIV. Tafel angerathen worden; so mus der Operateur seine linke Hand in die Mutter bringen, und das Vorderhaupt des Kindes nach der rechten Seite des Randes vom Becken etwas ruckwärts drehen, wobey das Kinn nach unten gerichtet seyn mus. Hierauf schiebt er die flache Hand und die Finger bis an das Blätgen hinauf, und hält den Kopf mit dem Daumen und kleinen Finger an den Seiten so vest als möglich, wobey zugleich ein Beystehender, den Unterleib an jeder Seite mit beeden Händen drucken mus, um die Gebährmutter in dem mittlern und untern Theil desselben vest zu halten. Wenn dieses geschehen, und der Operateur mit seiner rechten Hand den Haacken hinein gebracht, und an den Kopf angesezet hat, so, daß die Spitze desselben nach dem Vorderhaupt, der runde Theil aber nach dem heiligen Bein gekehret ist, schiebt er denselben an der innern Seite der linken Hand bis an das Blätgen hinauf, und sezet daselbst, oder nahe dabey, die Spitze des Haackens vest an, wobey er die linke Hand beständig in der vorigen Lage hält, bis er mit der andern die Hirnschale mit der Spitze des Instruments durchbohret hat, und macht sodenn in solche eine lange Oeffnung von k bis zu i; hierauf hält er den Haacken vest, und ziehet die linke Hand mit aller Vorsicht heraus, damit die vorige Lage nicht verändert werde, der Kopf aber wird durch Beyhülfe dessen der den Unterleib drucket, weiter herabtreten. Hierauf stecket er die beeden vordern Finger der linken Hand in den Mund, den Daumen aber bringt er an den untern Kiefer, so, daß die Hand über dem Haacken seye. Wenn nun der Operateur alles vest hält, kan er anfangen mit beeden Händen gemach zu ziehen, bringt hierauf das Hirn durch das gemachte Loch heraus, so wird der Kopf kleiner, und also kan er auch folgen. Sollte dieses aber wegen Schlüpferigkeit des Kopfes, oder auch deswegen nicht angehen, weil er bereits so stark knöchen geworden, daß man die Oeffnung nicht gros genug machen kan; mus der Scheitel nach dem Rand des Beckens gedrehet werden, so, daß das Blätgen ruckwarts stehe, hernach legt man die beeden Blätter der langen krummen Zange an den Seiten des Kopfes an, so, daß die Krümme derselben nach der Schamgegend gerichtet seye. Sind nun aber selbige in einander gefüget worden, so bindet man die Handheben derselben mit einem Band zusammen, damit sie vest am Kopf liegen bleiben, ein Beystehender aber hält dieselben ruckwärts, bis die Hirnschale vermittelst der in der XXXIX. Tafel vorgestellten grossen Scheere, weit genug geöffnet worden. Hierauf ziehet man den Kopf sachte heraus, drehet aber vorher das Vorderhaupt nach der Seite des Randes, und wenn das Hirn herausbringt, und der Kopf weiter heruntergebracht worden, drehet man ihn so, daß das Vorderhaupt in die Höle des heiligen Beines komme, worauf die Entbindung, wie in der XVI. Tafel, vollendet wird.

Es kan diese Tafel auch dazu dienen, daß man sehe, wie der Haacken an den Kopf anzulegen seye, wenn solcher, obschon der Körper nicht davon abgesondert worden, von dem Operateur mit den Händen oder der langen Zange, wie in der XXIX. und XXXV. Tafel, nicht herausgebracht werden kan.

S. des I. Th. III. B. 3. Cap. 7. Abschn. 4. Cap. 5. Abschn. und des III. Th. 31, 36. Samml.

TAB. XXXVI.

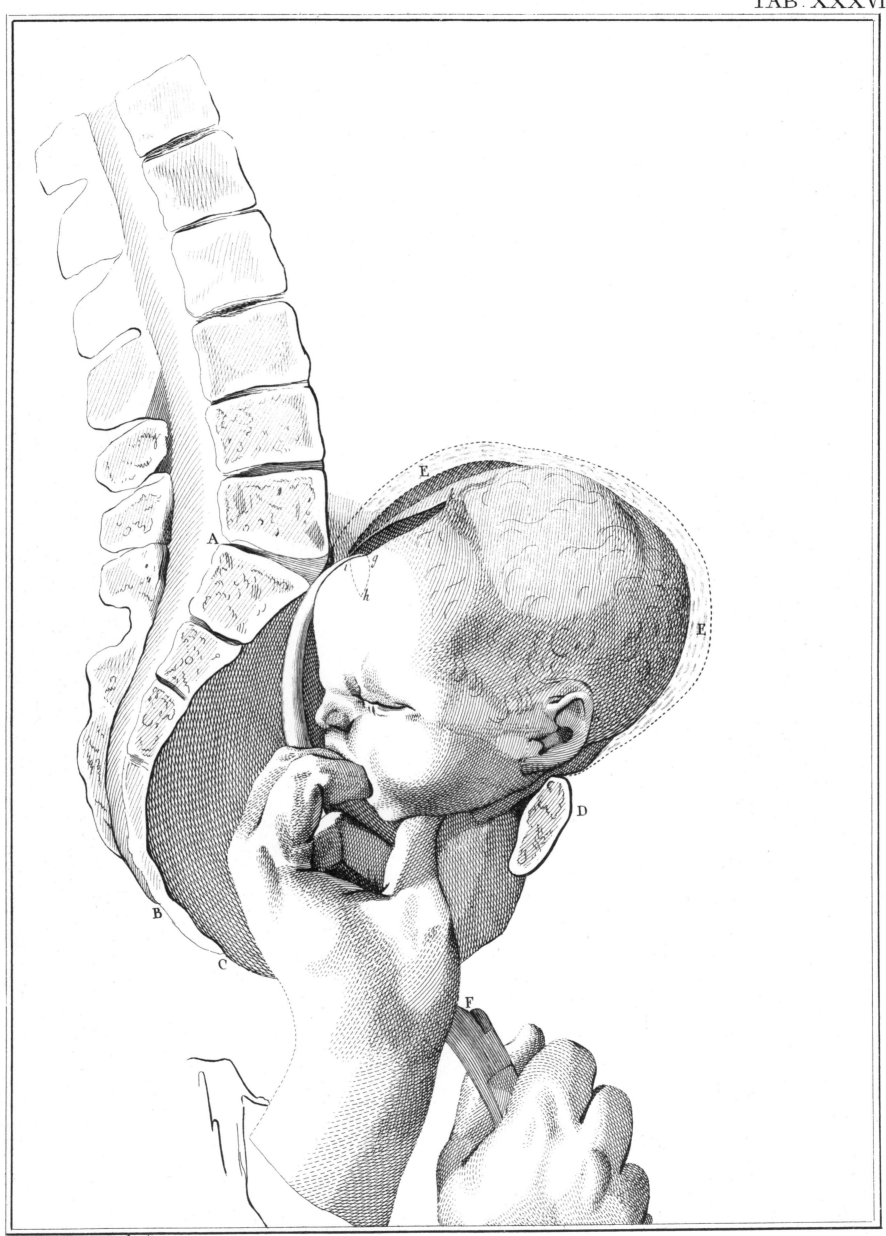

J. M. Seligmann excud. Norimbergae.

TAB. XXXVII.

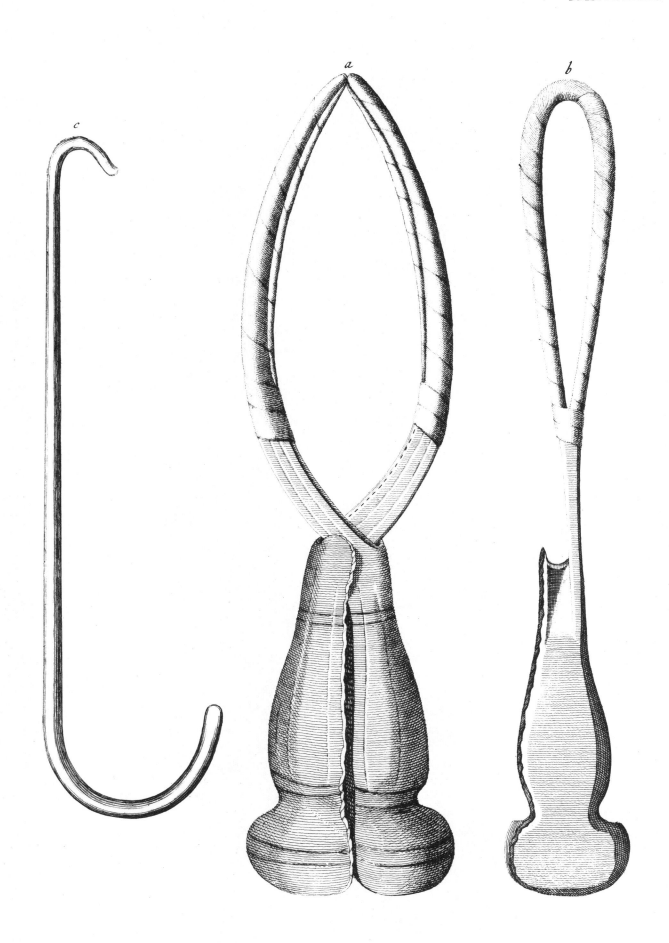

J. M. Seligmann excud. Norimbergae.

TABULA TRIGESIMA SEPTIMA

Repraesentat, aeque ac binae sequentes, varia, in difficilibus atque laboriosis casibus, vtilia *Instrumenta*.

a **R**ecta atque *breuis* est *Forceps*, quae distantiam laminarum earundemque longitudinem, eum ad locum vsque vbi junguntur, exacte monstrat. Illa binos, haec sex aequat pollices, atque proin ipsae laminae, cum manubriis suis quinque pollices cum dimidio longis, longitudinem vndecim et dimidii habent pollicis. Pro lubitu etiam mutari manubriorum potest longitudo. Ipsa tamen praxi edoctus, affirmare possum, hujus mensurae forcipem magis commode adhiberi longiore, plurimis namque in casibus, in quibus illa vti cogimur, pro extrahendo partu sufficit. Possunt manubria inferiorque laminarum pars, crassiore obuolui corio, ipsis vero laminis mollius est inducendum velamen, facili opera mutandum, si forte suspicio, contagii cujusdam venerei, ex vno priorum casuum nascatur. Forcipe hac ratione obuoluta firmius, quae apprehendimus, retinentur, neque etiam ea ipsa infantis caput nimium premitur. Vt insuper laminae commode magis demittantur, lardo sunt inungendae.

b Laminam alteram postica ostendit a parte, quo praeter formam mensuramque ipsius cernatur, quae amplitudo longitudoque sit in ipsa facti foraminis; hic tamen manubrium justo fere est majus.

Quod ad formam atque mensuram *longioris incuruaeque* attinet *forcipis*, quae similiter velamine quodam est oluoluenda, conferri potest Tabula XXI.

Adhibetur forceps, eo praesertim consilio, vt infans seruetur, acutorumque instrumentorum vsus vitetur; sed adhiberi illis tantum in casibus debet, vbi mulier, ob vim ipsa in extractione adhibendam, nullum vitae subit periculum, inconsideratus namque ipsius vsus, plus afferre potest noxae quam emolumenti.

Conferri hic etiam possunt, explicatio Tabulae XVI. Praefatio Volum. II. nec non huc spectantes in Collectione reperiendi casus.

c Obtusus Vncus, cujus triplex est vsus:

Primo ad extrahendum adhibetur caput, si cranium forfice fuerit perforatum. Demittitur scilicet extrema eaque minor pars prope aurem ad latus capitis vltra inferiorem maxillam, cui dein vncus injicitur, altera postea manu alterum extremum vnci est apprehendendum, bini vero alterius manus digiti in dictum foramen sunt inserendi, ipsumque caput sensim extrahendum.

Secundo, commode vti possumus vnci extrema minorique parte, ad educendas secundas, si primis quatuor quinqueue mensibus abortu facto, ob easdem diutius in vtero remanentes, separatas tamen, mulier nimiam sanguinis patitur profusionem viribusque deficitur, ipsi vero obstetrices easdem minus propellunt, neque digitis eaedem extrahi queunt. Vbi vero secundae ad vterum adhaerent, neque vnco neque alio educi debent instrumento, sed relinquendae sunt donec solutae sint. Si exigua secundarum pars ex vteri ore propendet, atque a parte reliqua in vtero haerente auellitur, coit tum vteri os, ipsa vero illa irritatio cessat, quae effectura fuisset, vt continui dolores secundas separassent propulissentque.

Tertio, majore alterius extremi vnco, corpus infantis educi potest, si obuersis clunibus ille vtero emergit; cautius tamen id ipsum est peragendum, ne femur luxetur diffringaturque.

V. Tabula XIX. vt et Vol. I. Lib. II. Cap. 3. ab Lib. III. Cap. 3. Sect. 7. Cap. 4. Sect. 2. Vol. II. Collect. 12. Vol. III. Coll. 31. 32.

Die Sieben und dreyßigste Tafel

Stellet, nebst den beeden folgenden, verschiedene, in schweren und mühsamen Fällen, nüzliche Instrumente vor.

a Ist die gerade kurze Zange, wobey die Proportion, was den Abstand der Blätter von einander, und die Länge vom Ende derselben, bis dahin, wo sie zusammen gefüget werden, anbelanget, genau beobachtet worden. Jener erstrecket sich auf zwey, und diese auf sechs Zolle, so, daß also die Blätter mit ihren Handhaben, welche fünf und einen halben Zoll lang sind, eine Länge von eilf und einen halben Zoll haben. Die Länge der Handhaben kan auch nach Belieben verändert werden. Doch hat mich die Practic gelehret, daß dieses das beste Maas, und eine solche Zange bequemer als eine längere zu gebrauchen seye, indem sie, in den meisten Fällen, wo man sich derselben zu bedienen nöthig hat, zur Entbindung stark genug ist. Die Handhaben und der unterste Theil der Blätter können, wie hier, mit starken Leder überzogen werden; die Blätter selbst aber, kan man mit etwas dünnerem überziehen, so, daß man es leicht verneueren könne, wenn man etwann, aus einem der vorigen Fälle, argwohnte, es mögte, wegen eines venerischen Uebels, eine Ansteckung zu befürchten seyn. Wenn die Zange so überzogen ist, so hält sie vester, und druckt des Kindes Kopf nicht so stark. Damit man auch die Blätter besser hinein bringen könne, müssen sie mit Speck bestrichen werden.

b Stellet den hintern Theil eines einzelnen Blates vor, um die Weite und Länge der in solchem befindlichen Oeffnung, wie auch die Form und das ganze Maas desselben zu zeigen; doch ist hier die Handhebe fast etwas zu gros.

Was die Form und das Maas der langen Zange anbelanget, welche aufwärts gekrümmet, und eben auch überzogen seyn soll: so kan deswegen die XXI. Tafel nachgesehen werden.

Der Zange bedienet man sich vornehmlich um das Kind zu erhalten, und den Gebrauch scharfer Instrumente zu vermeiden; doch soll man sich auch derselben nur in solchen Fällen bedienen, wo die zum Herausziehen anzuwendende Kraft, für das Leben der Mutter keine schlimme Folgen haben kan. Denn durch den unüberlegten Gebrauch der Zange kan man viel mehr Schaden thun als Nutzen schaffen.

Man kan hier auch die Erklärung der XVI. Tafel, die Vorrede des II. Theils, und die in der Sammlung befindliche hieher gehörige Fälle nachlesen.

c Der stumpfe Haacke, welchen man in dreyerley Absicht gebrauchet:

Erstlich, das Herausziehen des Kopfes zu befördern, wenn die Hirnschale mit der Scheere geöffnet worden, indem man das kleinere Ende, längst dem Ohr, an der äusseren Seite des Kopfes über den untern Kiefer hinauf bringet, woran man die Spize desselben ansezet; da man denn das andere Ende des Haackens mit einer Hand hält, zwey Finger der andern Hand aber in gedachte Oeffnung bringet, und so den Kopf nach und nach herausziehet.

Zweytens ist das kleinere Ende sehr dienlich, wenn in den vier oder fünf ersten Monaten ein Kind abgehet, um damit die in der Mutter liegende, abgelöste Nachgeburt heraus zu ziehen, wenn die Kranke wegen des zu langen Zuruckbleibens derselben sich stark verblutet, und schwach wird, die Wehen aber nicht vermögend sind solche fortzutreiben, und sie nicht vermittelst der Finger herausgezogen werden kan. Wenn aber die Nachgeburt noch anhänget, so ist es gefährlich dieses, oder auch ein anderes Instrument zu gebrauchen, um solche herauszuziehen, indem man sie so lange darinnen lassen mus, bis sie sich selbst ablöset. Wenn ein kleiner Theil von der Nachgeburt zum Muttermund herausgetretten, und von dem noch an der Mutter anhängenden Rest abgerissen worden, so ziehet sich der Muttermund zusammen, und da läßt die Reizung nach, welche verursachet haben würde, daß die Wehen angehalten, und die ganze Nachgeburt abgesondert und heraus getrieben hätten.

Drittens dienet der grössere Haacken am andern Ende, um den Körper damit heraus zu ziehen, wenn das Kind mit dem Hintern kommt; doch mus man ihn mit vieler Vorsicht gebrauchen, damit das Schenkelbein nicht verenket oder zerbrochen werde.

S. die XXIX. Tafel, wie auch des I. Th. II. B. 3. C. und des III. Buches 3. C. 7. Abschn. 4. C. 2. Abschn. des II. Th. 12. Samml. des III. Th. 31. 32. Samml.

TABVLA TRIGESIMA OCTAVA.

Die Acht und dreyßigste Tafel.

A *Laqueum* ostendit *cum balaenatia virga*, qui in difficilibus casibus interdum commode adhibetur, si ipsi chirurgo forceps minus forte sit ad manus.

Si *Infans Vertice* prodeat, caputque in inferiorem *Peluis* partem fuerit compulsum, mulier vero eneruata, neque etiam dolores ita foetum vrgeant vt per se excidere possit, inflexus laqueus prope anteriorem *Ossium bregmatis* partem, faciem versus, ea ratione est demittendus, vt, si fieri possit, super inferiorem maxillam injiciatur, hoc peracto, balaenatia virga vel intus relinquitur, vel e vagina sua educitur, ipse vero laqueus, vrgente semper dolore quodam, paulatim attrahitur. Si caput in superiorem *Peluis* partem retro repelli queat, faciliori opera laqueus mento injicitur, fortiusque tum attrahi potest. Vbi infans facie, vel sincipite prodit, laqueus occipiti est injiciendus. V. Part. I. Lib. III. Cap. 3. Sect 2. Part. II Collect. 24.

In ejusmodi casibus balaenatiae virgae loco, ramus lentae adhiberi potest salicis, qui molli, vaginae ad modum consuta taenia est obducendus.

BB Nouam *Pessi* speciem monstrant, contra *Vteri Procidentiam* adhibendam; effictus ille est ad similitudinem illius quo *Galli*, *Belgaeque* vtuntur. Si *Vterus* repositus fuerit, pars crassior pessi in *Vaginam* demittitur, ita, vt *Vteri Os* concaua illius fulciatur parte, tribus in locis eum in finem perforata, vt humidis exitus detur. Bina, in tenuiore ex vteri externo ore prominente parte, sunt foramina, per quae duae transmittuntur teniae, cum quatuor aliis connectendae, quae a cingulo mulieris ventrem ambiente dependent, pessumque retinent. Vbi mulier cubitum se confert, pessum educere, si e lecto surgit, rursus demittere illum potest; quum vero externum *Os Vteri* eo ipso fricetur, mulierique ex vsu ipsius haud leuis interdum nascatur molestia, species illa, C signata, huic praefertur. Fiunt autem ex ligno, ebore, subere, linteoque obuoluti cera obducuntur. Inungitur ejusmodi pessus vnguento pomato, dein margine demittitur in vaginam, atque digito in foramen immisso ea ratione dirigitur, vt intra externum *Vteri Os* transuerse collocetur, Prout autem amplior angustiorque est via, major etiam vel minor efficiendus est pessus, ne forte, suborto nixu, excidat. V. Part. I. Lib. IV. Cap. I. Sect. 7. Part. III. Collect. 24.

DD *Catheterem* sistunt mulieribus adaptatum, quo praeter ipsius curuaturam, reliquae illius etiam conspici queant partes. Ad vsum quotidianum minores quoque confici queunt, magis commode in pera portandi. Quodsi vero nonnunquam vesica supra *Pubem* a capite vel corpore infantis comprimitur, catheter longitudinem heic depicti, vt habeat, necesse est, coactus etiam, rarioribus in casibus, vsus sum cathetere viris adaptato.

V. Part. I. Lib. II. C. I. Sect. 1. 2. Part. II. Collect. 10. N. 2.

A Zeiget die Schlinge mit dem Fischbein, deren man sich manchmalen in schweren Fällen mit Nutzen bedienen kan, wenn der Operateur im Nothfall die Zange nicht bey der Hand hat.

Wenn das Kind mit dem Scheitel kommet, und der Kopf in den untern Theil des Beckens eingedrungen, die Frau aber zu matt, und die Wehen das Kind herauszutreiben zu schwach sind, so mus man die zusammengebogene Schlinge längst dem Vordertheil der Seitenbeine nach dem Gesichte zu hinein schieben, und wo möglich, unter den untern Kiefer zu bringen suchen, wenn nun dieses geschehen, so kan man das Fischbein entweder darinnen lassen, oder aus der Scheide herausnehmen, und bey jeder schwachen Wehe, an der Schlinge gelinde ziehen. Kan man den Kopf in den obern Theil des Beckens zurückbringen, so ist es noch leichter die Schlinge am Kinn anzulegen, da sie denn auch sicherer und besser, als am Gesichte, hält. Kommt das Kind mit dem Gesicht oder Vorderhaupt, so bringt man die Schlinge über das Hinterhaupt. S. im I. Th. des III. B. 3. C 2. Abschn. im II. Th. die 24. Samml.

In dergleichen Fällen kan man sich auch statt des Fischbeines eines zachen Weydenzweiges bedienen, den man mit einem weichen Knie- oder Haarband, so gleich einer Scheide zusammen genähet worden, überziehen kan.

BB Sind zwey Vorstellungen einer neuen Art eines Mutterzapfens zum Vorfall der Mutter, so nach der französischen und holländischen Art gemachet ist. Wenn die Mutter zuruck gebracht worden, schiebt man das dicke Ende des Mutterzapfens in die Mutterscheide hinein, so, daß der Muttermund vom holen Theil gehalten werde, in welchem drey Löcher sind, damit keine Feuchtigkeit in solchem stehen bleibe. Am dünnen Ende, so ausser dem äusseren Muttermund bleibet, sind durch die beeden Löcher zwey Bänder gezogen, an welchen vier andere Bänder angebunden werden, welche von einem der Frauen Leib umgebenden Gürtel herabhangen, und also den Mutterzapfen halten. Wenn die Frau zu Bette gehet, kan sie den Mutterzapfen heraus nehmen, und des Morgens wieder hinein schieben; weil aber der äussere Muttermund manchmalen davon gerieben wird, und daher der Gebrauch desselben beschwerlich ist, so wird die runde mit C bezeichnete Sorte mehr gebraucht. Man macht sie aus Holz, Helfenbein oder Gork, und dieser wird mit Leinwand überzogen, und in Wachs eingetaucht. Man bestreicht den Mutterring mit Pomade, bringet ihn mit dem Rand in die Mutterscheide, und giebt solchem hernach vermittelst eines in sein Loch gebrachten Fingers eine quere Lage innerhalb des inneren Muttermundes. Sie müssen, nachdem der Weg weiter oder enger ist, grösser oder kleiner gemachet werden, damit der Ring, nicht etwann, bey einem ausserordentlichen Drengen herausfalle. S. des I. Th. IV. B. 1. Cap. 7. Abschn. und des III. Th 24. Samml.

DD Ist eine gedoppelte Vorstellung eines bey Weibspersonen gebräuchlichen Catheters, um den Grad seiner Krümme und seine verschiedenen Theile zu zeigen. Zum gemeinen Gebrauch können sie viel kürzer gemachet werden, um sie bequemer im Sack zu tragen. Wenn aber manchmalen der Kopf oder Körper des Kindes über der Schamgegend, die Blase drucket, so mus der Catheter die hier vorgestellte Länge haben, und bey einigen ausserordentlichen Fällen bin ich gezwungen gewesen, mich eines bey Männern gebräuchlichen Catheters zu bedienen.

S. des I. Th. II. B. 1. Cap. 1. 2. Abschn. des II. Th. 10. Samml. N. 2.

TAB. XXXVIII

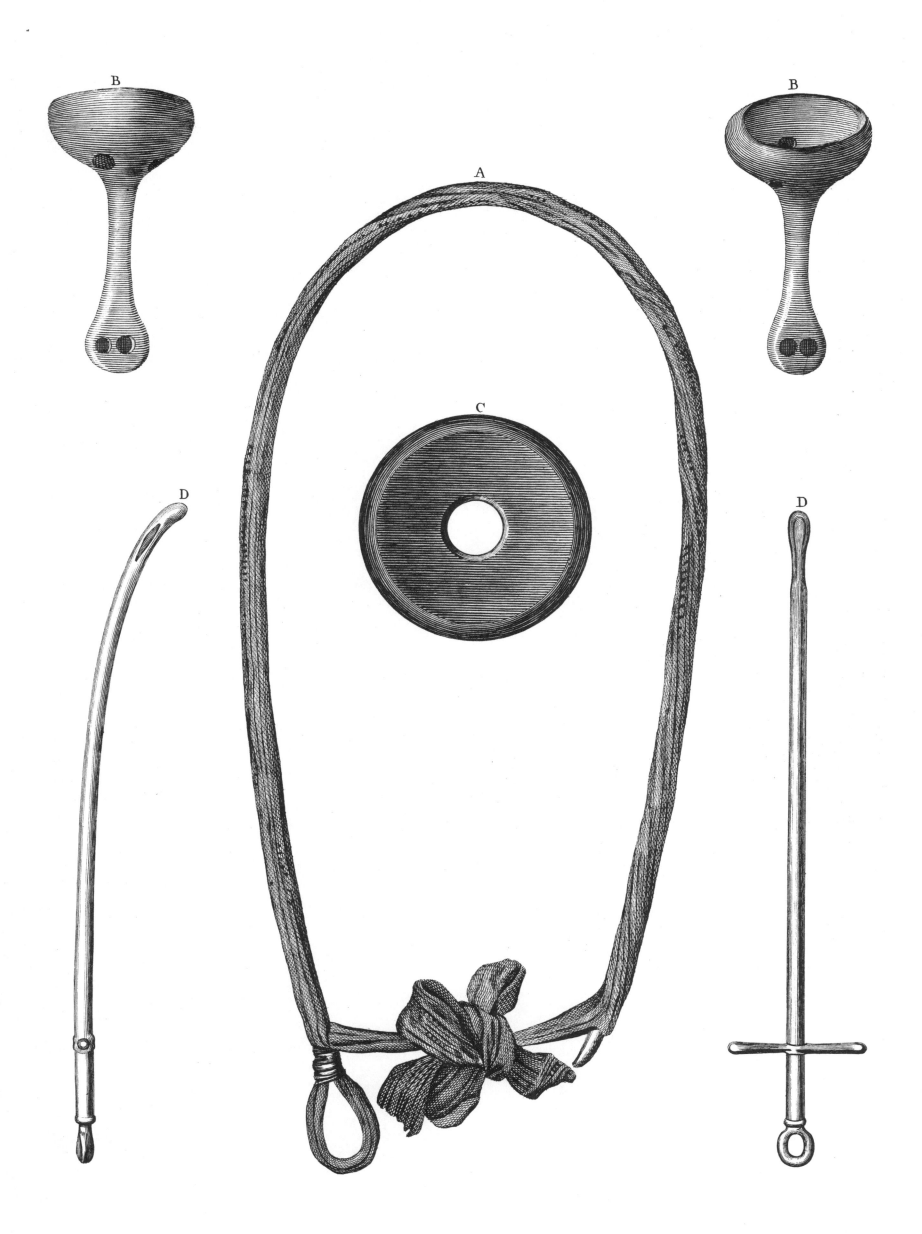

TAB. XXXIX.

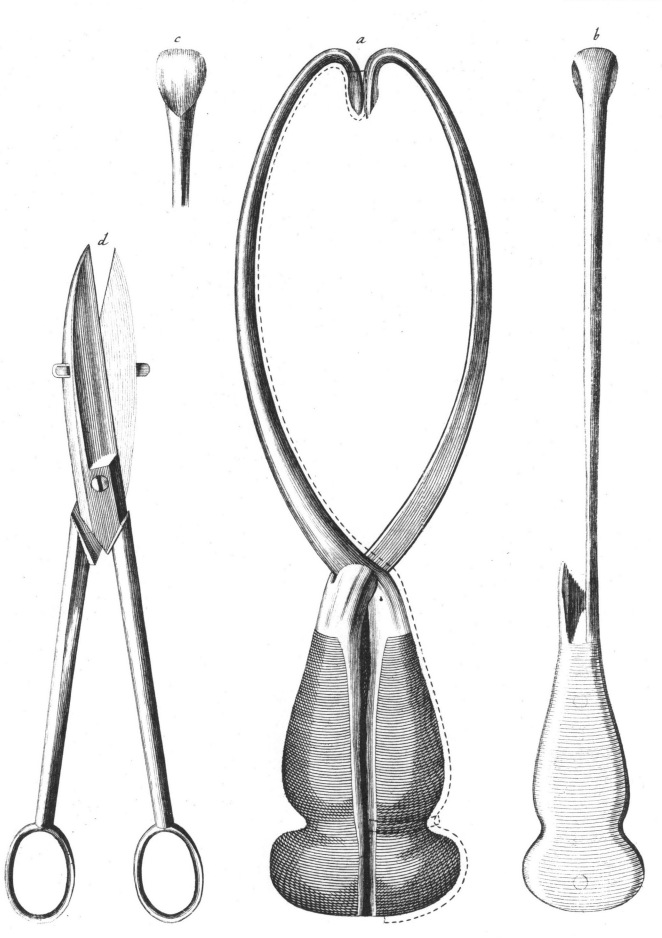

J. M. Seligmann excud. Norimbergae.

(41)

TABVLA TRIGESIMA NONA.

a **B**inos monstrat *incuruos Vncos* ad modum laminarum forcipis junctos. Rarius vtrumque adhibere necessum est, nisi eo in casu, quando infans facie prodit ejusque mentum *Os sacrum* spectat, ipsumque caput nulla ratione dimoueri potest, sic vt infans neque pedibus, neque forcipe extrahi queat. Vbi hoc in casu vnus minus sufficit vncus, alter etiam est demittendus, binique juncti *Cranium* perforant, quodsi tunc caput procedit, forcipis loco inseruiunt, ad caput conuertendum educendumque. Commode etiam iisdem caput extrahitur, si in Vtero relictum, vno vnco auferri nequeat. Acuto tamen rarius opus est vnco, si caput in propinquo sit: vtplurimum namque obtusus Tabula XXXVII. depictus adhiberi potest vncus; vel si caput forficis ope fuerit apertum, forcipe educitur. In vsu acuti vnci, acumen ipsius infantem versus est conuertendum, praesertim in casibus, vbi digitis eundem dirigere non licet. Puncta ad interius latus alterius laminae conspicienda, vaginam indicant, qua vnci acumen tegitur, donec sufficienter fuerit demissus. Soluitur dein ligatura, manubria ambiens punctisque indicata, educitur vagina, nudumque acumen capiti injicitur, quemadmodum Tabula XXXVI. fuit ostensum.

Si acumen vagina tegitur, loco obtusi vnci inseruire potest.

b Vncum, duodecim pollices longum, a postica parte ostendit.

c Monstrat *Vnci acumen*, vt longitudo latitudoque illius cernatur, longius tamen tenuiusque id ipsum esse debet, quam quidem heic repraesentatur.

d Forfex est, qua *Cranium* perforatur, si Peluis nimis sit angusta vel male conformata. Valida, ad minimum nouem pollices longa, atque in medio vtriusque laminae retinaculo instructa sit oportet, sic commodior in aperiendo cranio ipsius est vsus.

Instrumenta haec tum tantum sunt adhibenda, si mulier alia rationi seruare nequeat.

V. Part. I. Lib. III. Cap. 3. Sect. 5. Cap. 5. N. 1. Part. III. Coll. 31, 35.

Die Neun und dreyßigste Tafel.

a Zeiget ein Paar krummer Haacken, welche wie die Zange zusammengefüget sind. Sehr selten hat man beeder nöthig, ausser, wenn das Kind mit dem Gesicht kommet, so, daß das Kinn nach dem heiligen Bein gekehret ist, und wenn man den Kopf unmöglich bewegen kan, um das Kind bey den Füssen, oder mit der Zange heraus zu ziehen. Wenn in diesem Fall ein Haacke nicht hinlänglich ist, so bringt man auch den andern hinein, und wenn sie beede zusammengefüget werden, so machen sie, als Haacken, eine Oeffnung in die Hirnschale, wenn aber der Kopf heranrücket, dienen sie als eine Zange, um den Kopf bequemer bewegen und wenden zu können um ihn heraus zu ziehen. Sie sind auch sehr dienlich um den Kopf heraus zu ziehen, wenn solcher in der Mutter geblieben, und mit einem Blat nicht heraus gebracht werden kan. Wiewohl man des scharfen Haackens nicht leicht nöthig hat, wenn der Kopf da ist, indem der stumpfe Haacke, so in der XXXVII. Tafel vorgestellet worden, insgemein gebrauchet werden kan, oder sich solcher, wenn er vermittelst der Scheere geöffnet worden, mit der Zange herausziehen läßt. Man hat sich wohl in Acht zu nehmen, wenn man den scharfen Haacken gebrauchet, daß man desselben Spitze nach dem Kind zu halte, sonderlich in solchen Fällen, wo man mit den Fingern nicht dazu kan, um solchen zu leiten. Die längst der inneren Seite des einen Blates sich zeigende punctirte Linie, stellet eine Scheide vor, wodurch die Spitze bedecket wird, bis der Haacke tief genug hinein gebracht worden; sodann löset man das Band so an der Handhebe mit zwey punctirten Linien angezeiget ist, ziehet die Scheide heraus, und setzet die entblöste Spitze am Kopf an, wie in der XXXVI. Tafel gezeiget worden.

Wenn die Spitze mit der Scheide bedecket ist, kan man sich derselben statt des stumpfen Haackens bedienen.

b Stellet einen Haacken, welcher zwölf Zoll lang ist, von hinten vor.

c Zeiget die Spitze von vornen, damit man die Länge und Breite derselben sehen könne, welche etwas schmäler und länger seyn soll, als sie hier vorgestellet worden.

d Ist die Scheere, womit man, wenn das Becken sehr enge, oder unförmlich ist, die Hirnschale durchlöchert. Sie muß recht stark gemachet, und wenigstens neun Zoll lang seyn, auch in der Mitte jedes Blates einen Halter haben, welches vieles dazu beyträgt, daß man mit selbiger eine bessere Oeffnung machen könne.

Die obigen Instrumente sollen nur alleine in den ausserordentlichsten Fällen gebraucht werden, wenn die Frau ohne ihre Beyhülfe unmöglich zu erhalten ist.

S. des I. Theils III. B. 3. C. 5. Absch. 5. Cap. N. 1. des III. Th. 31. und 35. Samml.

L